Minzcuz Sawcih Okbanj Cienhangh Swhginh Bangfuz Hanghmoeg

民族文字出版专项资金资助项目

BOUX CANGHYW OKMINGZ CUNGHVAZ LWNH BAK CUNGJ BINGH

中 华 名 医 谈 百 病

GIJ BINGH DIEMHEIQ

呼吸疾病

(Banj Sawcuengh)

（壮文版）

Ungh Sinhciz 翁心植
Cawjbien 主编

Vangz Gyanghmyauz 王江苗
Veiz Cauh 韦 超
Hoiz 译

Gvangjsih Gohyoz Gisuz Cuzbanjse

广西科学技术出版社

图书在版编目（CIP）数据

呼吸疾病：壮文／翁心植主编；王江苗，韦超译. —南宁：广西科学技术出版社，2020.10

（中华名医谈百病）

ISBN 978 - 7 - 5551 - 1438 - 3

Ⅰ. ①呼… Ⅱ. ①翁… ②王… ③韦… Ⅲ. ①呼吸系统疾病—诊疗—壮语 Ⅳ. ①R56

中国版本图书馆CIP数据核字（2020）第 202168 号

中华名医谈百病

呼吸疾病（壮文版）

HUXI JIBING（ZHUANGWEN BAN）

翁心植　主编

王江苗　韦　超　译

责任编辑：方振发		特约编辑：韦运益	
责任校对：吴书丽		特约校对：莫蓓蓓　黄　恩	
责任印制：韦文印		封面设计：韦娇林	

出　版　人：卢培钊　　　　　　　　　出版发行：广西科学技术出版社

社　　　址：广西南宁市青秀区东葛路 66 号　　邮政编码：530023

网　　　址：http://www.gxkjs.com

印　　　刷：广西民族印刷包装集团有限公司

地　　　址：广西南宁市高新区高新三路 1 号　　邮政编码：530007

开　　　本：787 mm×1092 mm　1/16

字　　　数：125 千字　　　　　　　　　印　　张：9.25

版　　　次：2020 年 10 月第 1 版

印　　　次：2020 年 10 月第 1 次印刷

书　　　号：ISBN 978 - 7 - 5551 - 1438 - 3

定　　　价：20.00 元

Vahbaihnaj

Ndangcangq, doiq goyinz caeuq gyadingz daeuj gangj, dwg gij gihbwnj yausu baengh daeuj lixyouq, cijmiz ndangdaej simleix cangqheiq, vunzraeuz cijndaej baujcwng gij caetliengh lixyouq caeuq gij caetliengh sengmingh ndaej daezsang, cijndaej doiq gyaraez gij nienzgeij ndangcangq caeuq daezsang ndangdaej suciz minzcuz mizleih.

Riengz sevei ginghci fazcanj, vunzloih swnghcanj caeuq swnghhoz fuengsik bienqvaq, gij binghyiengh vunzloih hix cingqcaih fatseng bienqvaq. Aenvih daihheiq uqlah、cit ien、dienheiq yinhsu, gyoengqvunz bienqlaux、yihliuz genjcaz soujduenh daezsang nem gyoengqvunz yawjnaek bonjfaenh ndangcangq daengj yinhsu, gij gapbaenz bingh diemheiq hidungj fatseng le bienqvaq. Gij bingh diemheiq hidungj yinxhwnj fatbingh beijlwd sang、ndangcanz beijlwg sang、bingh dai beijlwd sang、sevei ginghci fudanh sang daengj gaenq yinxhwnj le daengx sevei gvangqlangh gvansim. Ndigah, doiq fuengzyw gij bingh diemheiq hidungj daegbied youqgaenj, neix couh aeu liujgaij gij mizgven yinhsu yingjyangj gij bingh diemheiq hidungj, baenzneix couh ndaej gig ndei bae gaemhanh caeuq yawhfuengz baenzbingh.

Bonj saw neix iucingj gij conhgyah sizcen gingniemh fungfouq haenx, yungh gij fuengsik cunzlwnh, hidungj gaisau gij bingh diemheiq hidungj ciengzraen caemhcaiq sienghaih ginzcung ndangcangq youqgaenj haenx, maqmuengh ndaej dawz gij gohyoz cihsiz fuengzceih gij bingh diemheiq hidungj ciengzraen、lai fat bingh fuengmienh bujgiz hawj gyoengqvunz, hix sawj mbouj doengz ginzdij cugbouh liujgaij caeuq gaemdawz baenzlawz cauhbaenz gij swnghhoz fuengsik cangqheiq haenx.

Bouxbien

Moegloeg

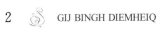

Cieng Daih 5   Binghcunghab Ninzndaek Seiz Diemheiq

Cieng Daih 6   Bwt Baenz Ngaiz ······································· 87

Cieng Daih 7   Binghfeigezhwz ···································· 115

Cieng Daih 1
Laj Saidiemheiq Lahdawz

Gij Bingh Daj Conghndaeng Haeujbae

Gij bingh saidiemheiq hidungj ndawde, binghdwgliengz, cihgi'gvanj-yenz, feiyenz daengj, cungj dwg gij bingh ciengz raen, bingh lai fat, mingzyienj lai gvaq bingh hidungj gizyawz, caiqlix it bi seiq geiq cungj ndaej fatbingh. Aen geiqciet dienheiq bienqvaq haemq daih —— seizcou satbyai, seizdoeng cogeiz roxnaeuz seizdoeng satbyai, seizcin cogeiz, fatbingh ceiq lai. Gyaepcaz gij yienzaen de, dwg caeuq gij daegdiemj buqcek saidiemheiq hidungj dem gij goengnaengz sengleix miz gvanhaeh maedcaed.

Gij gi'gvanh saidiemheiq hidungj giz haibak youq ndaeng caeuq conghbak, cigciep caeuq vanzging baihrog doxdoeng, gij hoengheiq ngoenznaengz daj rog ndang sup haeuj ndaw bwt, daih'iek miz 10000 swng, gij veizswnghvuz, faenx, doxgaiq gominj, heiq miz haih daengj ndaw hoengheiq, cungj ndaej cigciep ciemqhaeuj gwnz, laj saidiemheiq cix fatbingh.

Saidiemheiq hidungj cujyau dwg gij gi'gvanh heiq doxvuenh, couhdwg sup haeuj heiqyangj, baiz ok wyangjvadan, youq bopbwt caeuq saibwnsaeq aenbwt ndawde guh heiq doxvuenh. Gij soqliengh lwed lae ginggvaq sailwed aenbwt baedauq haenx, moix 24 aen cungdaeuz daih'iek dwg 12000 swng, hoeng gij binghdoeg, sigin caeuq doxgaiq miz haih lae gvaq ndaw lwed bwt, hix geq mbouj liux. Yiennaeuz miz gak cungj gihnwngz fuengzre, hoeng hix nanz ndaej baujcwng dawz gij doxgaiq ciemqhaeuj de cienzbouh cawzseuq bae, ndigah yungzheih baenz bingh.

Saiheiq-Cihgi'gvanjyenz Gipsingq

Saiheiq-cihgi'gvanjyenz gipsingq dwg gij bingh laj saidiemheiq ceiq ciengz raen ndeu, seiq geiq cungj ndaej fatbingh, gij vunz youq seizdoeng

seizcin fatbingh ceiq lai. Mboujlwnh cungj nienzgeij lawz cungj ndaej
fatbingh, hoeng lwgnyez caeuq bouxlaux ceiq yungzheih baenzbingh,
caemhcaiq lai ciepfat youq binghdoegsingq roxnaeuz siginsing gwnz
saidiemheiq ganciep lahdawz fatbingh, aenvih mbouj gibseiz ywbingh,
roxnaeuz ywbingh mbouj habdangq cix banhraih daengz laj saidiemheiq
cauxbaenz. Gij binghyienz veizswnghvuz cauxbaenz bingh haenx dingzlai dwg
binghdoeg, yungzhezsing lengiuzgin, feiyenz giuzgin caeuq liuzganj ngah
lwed ganjgin.

1. Binghyiengh

Bouxbingh lau nit, fatndat, gyaeujdot. Gij binghyiengh saidiemheiq
cawz gij binghyiengh saidiemheiq lahdawz (conghhoz in, mug rih daengj)
caixvaih, cujyau dwg ae. Codaeuz dwg gikcoi ae, gvaq ngoenz he song
ngoenz le, okyienh myaiz hau niunwk saek henjloeg. Baenzae youq haet
haemh hwnq mbonq roxnaeuz haeuj mbonq ninz le gij binghyiengh couh
mingzyienj, boux baenz naek de ndaej lienzdaemh geij ndwen, caemhcaiq
heiqgaenj. Youq mwh aenbwt dingqcinj, canghyw ndaej dingqnyi lozyaem
sauj roxnaeuz lozyaem cumx sanq youq (dingzlai youq laj daej bwt).
Danghnaeuz daeuqyawj genjcaz roxnaeuz ingj najaek X gvanghben, biujyienh
ok gij raiz song aen bwt gyanaek. Canghyw gaengawq doenghgij swhliu neix,
couh ndaej duenqbingh lo.

2. Ywbingh

(1) Dingj lahdawz: Itbuen yungh gangswnghsu daeuj ywbingh, ndaej
faenbied genjyungh fuzfangh sinhnozmingz, gyauhsah meizsu, senhfungh
meizsu Ⅳ roxnaeuz Ⅵ; boux bingh naek haenx, ndaej dajcim cinghmeizsu
roxnaeuz gingda meizsu haeuj ndangnoh.

(2) Cawz myaiz dingz ae: Bouxbingh aenvih deihdeih ae cix roxnyinh
haemzhoj roxnaeuz yingjyangj yietnaiq seiz, ndaej yungh bizgwzbingz, cawz
myaiz lingz, fukfueng gamcauj roxnaeuz naed fukfueng gamcauj;
danghnaeuz vunzbingh miz gij biujyienh heiqgaenj, ndaej gya yungh
anhcazgenj roxnaeuz suhfuzmeij (cangzyau anhcazgenj).

Hozgyawjsaej Iq Fatyienz Gipsingq

Hozgyawjsaej iq fatyienz dwg gij bingh gyuemluemz hozgyawjsaej iq (ceij gij hozgyawjsaej iq neiging iq gvaq 2 hauzmij) youz lai cungj bingh yinxhwnj haenx, cujyau youz binghdoeg, daegbied dwg gij binghdoeg hozbauh yinxhwnj. Boux menhsingq dingzlai ciepfat dwg aenvih deng sigin lahdawz, bouxbingh gipsingq dingzlai dwg lwgnyez iq.

1. Binghyiengh

Bouxbingh youq mwh ngamq fatbingh, cujyau miz fatndat、conghhoz in、mug rih、ndaeng saek、ae daengj gij binghyiengh saidiemheiq lahdawz, laebdaeb okyienh diemheiq gunnanz, naengbak heuaeuj. Myaiz dingzlai dwg myaiz lwed niu, mbouj yungzheih ae okdaeuj. Boux binghcingz naek de, aenvih hozgyawjsaej iq deng saek, ndigah diemheiq gunnanz caeuq noh'aeuj cugciemh gyanaek, ndaej hawj vunz dai bae. Bouxbingh yw nanz mbouj ndei haenx, ndaej fanfuk ciepfat sigin lahdawz, ae daihliengh myaiz nong caeuq fatndat. Canghhyw youq aen bwt vunzbingh ndaej dingqnyi lozyaem cumx roxnaeuz laenz fatyaem. Vaqniemh genjcaz gij bwzsibauh vunzbingh cingqciengz roxnaeuz demsang. Youq gwnz najaek X gvanghben boux vunzbingh ingj haenx, canghhyw ndaej yawjraen gij raiz aenbwt gya co, yawj ndaej raen diemj raiz iq henzbien myoxmyad、mbouj gveihcwz roxnaeuz gij raemhngaeuz baenz benq raiz iq, daegbied dwg duenhlaj aenbwt mingzyienj.

2. Ywbingh

Aeu gij yw cawz myaiz、dingz ae caeuq gya'gvangq hozgyawjsaej guhcawj, boux haenqnaek de ndaej gya yungh di sinsangsen bizciz gizsu, yaugoj haemq ndei. Danghnaeuz gyoeb fat sigin lahdawz, ndaej yungh gangswnghsu.

Feiyenz Lengiuzgin Feiyenz

Dwen daengz feiyenz lengiuzgin feiyenz, gyoengqvunz aiq yawj daengz mingzcoh siengj daengz eiqsei, neix itdingh dwg aenbwt deng lahdawz gij sigin lumj yienghgiuz yinxhwnj. Deng! Caemhcaiq neix hix dwg gij siginsing feiyenz ceiq ciengz raen. Mwh guh duzben genjcaz, ciengzseiz youq laj yenjveizging yawjraen gij sigin baenz doiq roxnaeuz lienh dinj baizlied haenx, ndigah heuhguh "feiyenz lengiuzgin". Feiyenz lengiuzgin feiyenz lai fat youq seizdoeng、seizcin aen geiqciet dienheiq bienqvaq haenx, cinghmeizsu ywbingh yaugoj yienhda. Gaenh geij bi daeuj, aenvih gangswnghsu dauqcawq wngqyungh, gij linzcangz biujyienh cungj bingh neix dwg boux bingh mbaeu roxnaeuz mbouj denjhingz haenx lai raen.

Bouxcingqciengz 40% ~ 70%, youq gwnz saidiemheiq cungj ndaej caz daengz feiyenz giuzgin, hoeng youq itbuen cingzgvang lajde, feiyenz giuzgin mbouj cauxbaenz bingh. Feiyenz lengiuzgin ndaej mbouj ndaej cauxbaenz bingh, cujyau youz gij naengzlig sigin ciemqhaeuj cujciz de caeuq gij naengzlig dingjdangj ndangdaej daeuj gietdingh. Mwh gij goengnaengz fuengzre saidiemheiq deng sonjhaih cij fatbingh. Gij ceiq lai raen de dwg, sien miz gij bingdoeg gwnz saidiemheiq lahdawz, nemmueg hozgyawjsaej deng buqvaih, yingjyangj bwnyuenh yindung, yienzhaeuh sigin couh ndaej cigciep ciemqhaeuj, yinxhwnj aenbwt deng lahdawz. Linghvaih, sawqmwh deng nit、fwn rwed、dungxiek、naetnaiq caeuq laeuj fiz daengj, siunyieg le gij rengzdingjbingh daengx ndang, hix ndaej baenz gij yienzaen fatbingh.

1. Binghyiengh

Bouxbingh ciengzseiz youq gwnz giekdaej yienzaen fatbingh gwnzneix gangj haenx, sien okyienh conghhoz in、ndaeng saek、gyaeujdot、daengx ndang mbouj cwxcaih daengj doengh cungj binghyiengh gwnz saidiemheiq lahdawz haenx, gvaqlaeng, sawqmwh okyienh saenznit、fatndat haenq (39~40℃)、baenzae、ae myaizniu. Myaiz baenz saekdietmyaex, dwg gij binghyiengh daegdiemj cungj bingh neix. Dingzlai bouxbingh lij miz aek in, aek in riengz ae roxnaeuz diemheiq gyanaek. Boux bingh naek haenx, diemheiq gunnanz caeuq saeknoh aeuj.

Mbangj boux haenqnaek haenx, biujyienh baenz fatndat haenq mbouj doiq, hezyaz sawqmwh doekdaemq, simnyap mbouj onj, eiqsik mbouj cingcuj, nemmueg naengnoh bienq nding, gen ga liengzyau, ok hanhheu, heuh neix guh "feiyenz yiengh daima". Danghnaeuz mbouj ndaej gibseiz fatyienh roxnaeuz gibseiz ciengjgouq, couh yaek haih daengz mingh.

2. Genjcaz

Bungz daengz bouxbingh fatndat haenq, canghyw cungj yaek hai mbaw dan vaqniemh, genjcaz gij bwzsibauh cungjsoq ndaw lwed bouxbingh, caeuq bwzsibauh faenloih cingzgvang. Gij bwzsibauh bouxcingqciengz dwg (4 ~ 10) ×10^9/L, cunghsing lizsibauh ndaw bwzsibauh ciemq cungjsoq 65% ~ 75%. Gij soq bwzsibauh ndaw lwed bouxbingh feiyenz lengiuzgin swng sang yienhda, ndaej dabdaengz （10～30） ×10^9/L, faenloih aeu cunghsing lizsibauh guhcawj.

Gij myaiz bouxbingh ginggvaq duzben、nyumxsaek, cuengq youq laj yenjveizging genjcaz; ndaej raen feiyenz giuzgin; dawz gij myaiz bouxbingh cuengq youq gij diuzgen habcik lajde gungganq, hix yaek sengmaj ok feiyenz giuzgin.

Youq najaek X sienq daeuqyawj roxnaeuz ingj najaek gvanghben seiz, binghbienq geizcaeux, ndaej dandan biujyienh baenz mbangj giz raiz aenbwt gyanaek. 1～2 ngoenz le, giz binghbienq okyienh raemhngaeuz cimqnyinh fatyienz mbaw bwt roxnaeuz duenh bwt faenbouh.

3. Ywbingh

Baenz feiyenz le, wnggai ninz youq gwnz mbonq yietnaiq, haeujsim daenj raeuj caeuq ndaw rug doengheiq. Gwn gijgwn yungzheih siuvaq、miz yingzyangj haenx, lai gwn raemx. Mwh fatndat haenq, ndaej yungh gij fuengfap gyaeuj cuengq daehnae roxnaeuz aeu ciujcingh cat swiq caemx daengj vuzlij gyangqdaemq dohraeuj. Bizyau seiz, hix ndaej yungh di yw gej ndat dingz in, lumjbaenz fuzfangh ahswhbizlinz、bwzfuzningz daengj. Lij aeu dingz ae、cawz myaiz, yawj bingh roengz yw.

Dingj sigin ywbingh gig youqgaenj, aenvih gangswnghsu ndaej siumied binghyienzgin. Cinghmeizsu dwg gij yw daih'it senj. Bouxbingh danghnaeuz miz cinghmeizsu gominj roxnaeuz naihyw, ndaej yungh hungzmeizsu roxnaeuz linzgoj meizsu. Boux binghcingz naek de, ndaej yungh daih daih'it roxnaeuz daih daihngeih douzbauh meizsu.

Buzdauz Giuzgin Feiyenz

Buzdauz giuzgin feiyenz dwg youz buzdauz giuzgin yinxhwnj. Aenvih gij yienghceij buzdauz giuzgin baenz nyup baenz doi mizyouq, yienghceij lumj makit cix ndaej mingz, aenvih de hamzmiz gij swzsu saekhenj, ndigah youh heuhguh "buzdauz giuzgin saek henjgim". Gij naengzlig buzdauz giuzgin cauxbaenz bingh gig giengz, fatbingh le binghcingz yiemzcungh, doiq aenbwt buqvaih haemq hung, gig yungzheih cauxbaenz foegnong iq roxnaeuz foeg bongz iq lai fat haenx.

Gij roenloh buzdauz giuzgin lahdawz cujyau dwg saidiemheiq, dingzlai ciepfat youq laeng riuzhengzsingq dwgliengz、mazcimj daengj binghdoeg lahdawz. Siujsoq vunz dwg goeklwed lahdawz, dingzlai dwg naengnoh lahdawz, lumjbaenz foeggawh、baksieng、mauznangzyenz、funghvohcizyenz、senglwg gvaqlaeng deng lahdawz daengj, buzdauz giuzgin ginggvaq lwed lae banhsanq daengz aenbwt, cauxbaenz feiyenz.

Boux vunzhung ndangcangq baenz buzdauz giuzgin feiyenz haemq noix, dingzlai dwg boux miz binghmenhsingq haenx, lumjbaenz bouxbingh baenz lauzbingh、bwt baenz ngaiz roxnaeuz cihgi'gvanjyenz menhsingq daengj.

1. Binghyiengh

Boux baenz buzdauz giuzgin feiyenz, fatbingh gaenjgip, lau nit、fatndat haenq、heiqgaenj, roxnaeuz miz diemheiq gunnanz、naengnoh bienq aeuj、ae. Codaeuz dwg myaiz niu, gvaqlaeng myaiz bienq henj nong roxnaeuz ndaw myaiz daiq lwed. Hix ciengz buenx miz aek in. Lwgnyez iq ceiq yungzheih baenz buzdauz giuzgin feiyenz, dingzlai baenz mazcimj roxnaeuz riuzhengzsingq dwgliengz le deng ciepfat, gij binghyiengh linzcangz biujyienh de mbouj denjhingz, dingzlai dwg dungxfan、rueg、dungx raeng caeuq oksiq le daeuj yawj bingh.

2. Genjcaz

Gij soq lwed bwzsibauh swng sang, ndaej dabdaengz (10~30) × 10^9/L, gij beijlaeh cunghsing lizsibauh demlai, ndaw bwzsibauh mbangj boux vunzbingh ndaej okyienh baenz naed dengdoeg. Mwh daj ndaw myaiz roxnaeuz lwed gungganq ok buzdauz giuzgin, ndaej duenhdingh baenzbingh.

Najaek X sienq biujyienh dingzlai yienh'ok raemhngaeuz baenz benq cimqnyinh mbaw bwt roxnaeuz duenh bwt faenbouh, ndawde miz nong foeg roxnaeuz aen bongz foeg iq lai fat haenx. Duenhlaj ndaw song aen bwt mbangj boux vunzbingh yienh'ok baenz benq raemhngaeuz iq. Goeklwed lahdawz seiz, song aen bwt yienh'ok baenz benq raemhngaeuz sanqfat, hix yungzheih caeuxbaenz aen bwt yiengh foeg nong gaijbienq. Lwgnyez iq dingzlai youq duenhlaj aenbwt miz baenz benq raemhngaeuz iq, aenvih buzdauz giuzgin doiq aenbwt cujciz buqvaih gig haenq, ndigah gig vaiq couh baenz lai fat aen foeg bongz iq roxnaeuz bwt foeg nong.

3. Ywbingh

Giengzdiuh geizcaeux cingcawz caeuq yinxlae gij binghcauq yienzfat.

Gaenh geij bi daeuj, buzdauz giuzgin saek henjgim doiq cinghmeizsu G gij naihyw de sang daengz 90% baedauq, ndigah, ndaej genj yungh buenq habbaenz cinghmeizsu roxnaeuz douzbauh ginsu naih cinghmeizsu haenx, lumjbaenz bwnjcosihlinznaz, luzcozsihlinz, douzbauhfuhsinh daengj lienzhab gij yw anhgihdangzganh neix, hix miz yaugoj haemq ndei.

Feiyenz Ganjgin Feiyenz

Feiyenz ganjgin feiyenz cujyau youq baihrog yihyen deng lahdawz, itbuen faen baenz yienzfat caeuq ciepfat. Gij yienzfat de dingzlai yienh'ok mbaw hung faenbouh, dingzlai fatseng youq doengh boux ndangcangq haenx. Gij ciepfat de dingzlai yienh'ok mbaw iq faenbouh, dingzlai dwg boux gaenq baenz binghmenhsingq fatbingh, lumj cihgi'gvanjyenz menhsingq、 bingh bwt heiqfoeg, binghsimdaeuz oklaeng aenbwt, hozgyawjsaej gyahung, binghnyouhdangz, aenmak fatyienz, daep bienq ndongj、 baezfoeg daengj; roxnaeuz dwg boux ciengzgeiz wngqyungh gangswnghsu roxnaeuz sinsangsen gizsuz haenx.

1. Binghyiengh

Bouxbingh dwg boux cungnienz bouxlaux ceiq lai, bouxsai ciemq daih dingzlai. Baenzbingh haemq gip, binghcingz haemq yiemzcungh. Miz saenznit, fatndat haenq, diemheiq gip, noh'aeuj, ae, myaiz lai caemhcaiq mbouj yungzheih ae ok, bouxbingh binghyiengh denjhingz de yienh'ok myaiz hoengz yiengh gaugeng. Yungzheih gyoebfat hezyaz doekdaemq roxnaeuz hawduet.

2. Genjcaz

Gij soq lwed bwzsibauh cingqciengz roxnaeuz bien sang. Myaiz duzben roxnaeuz myaiz gungganq ndaej genjcaz ok feiyenz ganjgin, baenz gij baengzgawq doekdingh duenqbingh.

Najaek X sienq genjcaz: Boux yienzfat, dingzlai yienh'ok bwt mbaw hung saedcaet bienqvaq, lai fat youq mbaw gvaz baihgwnz roxnaeuz mbaw laj duenhlaeng, yungzheih baenz gij foegnong caeuq conghbyouq lai fat haenx. Aenvih fatyienz iemqok raemx niu gwd lai, ciengzseiz sawj luengq mbaw duengh roengz cix bongz ok, bienqbaenz gij daegcwng feiyenz ganjgin feiyenz gaijbienq. Boux ciepfat de, song mbaw laj lai yienh'ok raemhngaeuz baenz benq roxnaeuz baenz benq raiz sanq youq, mbangj boux vunzbingh ndaej okyienh najaek cwk raemx.

3. Ywbingh

Daih'it senj gangswnghsu dwg dingh'anhgajnaz meizsu、 senhfungh meizsu V (douzbauhcolinz), roxnaeuz gij yw daih daihsam gveiznozdungz loih, beijlumj vanzbingj sahsingh、 aufuzsingh daengj.

Linghvaih, wnggai gyagiengz daemxcengj ywfap, louzsim yingzyangj, baujcwng raemx cukgaeuq caeuq yawj bingh roengz yw. Doengzseiz siu myaiz dingz ae, baujciz saidiemheiq doengswnh.

Loegnong Ganjgin Feiyenz

Loegnong ganjgin faenbouh gig gvangq, lumjbaenz diegnamh、 raemxgyuek、 hoengheiq daengj dieg cungj miz faenbouh. Gij ndang biujmienh bouxcingqciengz caeuq gij hongdawz ywbingh daengj caemh ndaej mizyouq. Bingzciengz cingzgvang, loegnong ganjgin mbouj cauxbaenz bingh, hix dwg cungj sigin cauxbaenz bingh aeu miz "diuzgen" ndeu. Couhdwg naeuz, youq mbangj di diuzgen lajde cij fatbingh. Lumjbaenz, boux baenz cihgi'gvanjyenz menhsingq、 binghnyouhdangz、 binghmak, boux baenz bingh nanz ndangdaej hawnyieg haenx, bouxlaux roxnaeuz lwgnyez iq baenzbingh, boux ciengzgeiz sawjyungh gangswnghsu、 sinsangsen bizciz gizsu、 yw menjyiz hanhhaed、 yw dingj binghngaiz caeuq boux hozgyongx deng gvej haenx, gig yungzheih deng lahdawz baenz feiyenz. Daj neix yawj ndaej ok, loegnong ganjgin feiyenz youq ndaw yihyen doxcab lahdawz yinxhwnj ceiq lai. Hoeng, gij myaiz bouxbingh itbuen de gungganq ok loegnong ganjgin, lij mbouj ndaej duenqdingh baenz loegnong ganjgin feiyenz, aenvih hix aiq dwg boux daiq binggin. Danghnaeuz dangguh gij baengzgawq duenqbingh, vanzlij aeu canhgauj binggin lainoix.

1. Binghhyiengh

Linzcangz cujyau biujyienh caeuq feiyenz ganjgin feiyenz doxlumj, hoeng ae lwed noix raen. Binghcingz haemq naek, miz fatndat haenq、 heiq dinj、 noh'aeuj、 ae, miz mbangj vunzbingh ae ok myaiz henj nong, miz mbangj vunzbingh ndaej miz myaiznong heusau denjhingz, dwg gij biujyienh miz daegcwng loegnong ganjgin.

2. Genjcaz

Gij soq lwed bwzsibauh cingqciengz roxnaeuz bien sang, hoeng cunghsing lizsibauh demlai. Myaiz gungganq baenz loegnong ganjgin dwg gij baengzgawq duenqbingh ndawde cungj ndeu.

Najaek X sienq genjcaz, giz fatbingh dingzlai youq song aen bwt mbaw laj, cogeiz dwg raemhngaeuz yiengh hothoh iq roxnaeuz baenzbenq raiz lai fat haenx, gvaqlaeng ndaej yungzhab baenz benq raemhngaeuz mumjgyumq haemq hung, ndawde ndaej miz giz daeuqrongh (foeg bongz iq) lai fat.

3. Ywbingh

Boux naih yw loegnong ganjgin haenx, ywbingh haemq hoj. Gij yenzcwz ywbingh dwg caeux yungh gangswnghsu, liengh gaeuq, liuzcwngz doxdoiq gyaraez caeuq lienzhab yungh yw (gij yw song cungj roxnaeuz doxhwnj), caemhcaiq youq gij gezgoj yw minjganj sawqniemh okdaeuj le caiq guh diuzcwngj. Gij yw daih'it senj dwg yangzbaicinz cinghmeizsu gya dingh'anhgajnaz meizsu, roxnaeuz gij yw daih daihsam gveiznozdungz loih gya dingh'anhgajnaz meizsu roxnaeuz gya yangjbaicinz cinghmeizsu. Boux mbouj mizyauq roxnaeuz binghnaek haenx, yungh daih daihsam douzbauh ginsu sam daih loih yw fuzdazyinh.

Linghvaih, wnggai gyagiengz daemxcengj ywfap caeuq ciuq bingh daeuj cawqleix, baujciz saidiemheiq doengswnh. Yawhfuengz loegnong ganjgin lahdawz gig youqgaenj, aenvih daih dingzlai dwg ndaw yihyen lahdawz. Gij cidu siudoeg gij hongdawz ywbingh, siudoeg gekliz vunzbingh, soujsuz gvaq le ywbingh caeuq hohleix vuzgin cauhcoz daengj, cungj gig youqgaenj, dwg gij vwndiz hung mbouj ndaej yawjlawq haenx.

Aenbwt Cihyenzdij Feiyenz

Aenbwt cihyenzdij feiyenz dwg gij feiyenz youz aen bwt cihyenzdij yinxhwnj haenx. Aenbwt cihyenzdij dwg cungj veizswnghvuz cauxbaenz bingh haemq iq ndeu, daihgaiq miz 200 hauz veizmij hung iq, mbouj miz sibauhbiz, yienghceij miz gij yiengh lumj aengiuz, yiengh baenz ganj, yiengh baenz sei, yiengh baenz gengx, yiengh baenz naed caeuq mbouj gvicaek daengj gak cungj hingzyiengh, aenvih miz mbangj di daegsingq sigin caeuq binghdoeg cix baenz bingh. Cungj bingh neix ndaej youq mbangj giz riuzhengz roxnaeuz sanqfat fatbingh, fatseng beijlwd daih'iek ciemq binghfeiyenz 5%~16%, seizcou caeuq seizdoeng codaeuz haemq lai. Itbuen ginggvaq gij doxgaiq bak ndaeng iemqok cigciep ciepcuk roxnaeuz hoengheiq cienzlah, binghcingz ginggvaq ndei, itbuen 1~2 aen singhgiz ndaej fukcangq.

1. Binghyiengh

Ciengz dwg binghyiengh gwnz saidiemheiq haidaeuz, yiengq cihci'gvanj caeuq aenbwt banhraih. Baenzbingh menh, fatnit, fatndat, fatndat itbuen youq 39℃ doxroengz. Gij bingh'ae nyangq haenx dwg gij binghyiengh mingzyienj, codaeuz dwg ae hawq, gvaqlaeng ae ok saekdi myaiz niu, saekseiz ndaw myaiz daiq lwed. Ndangraeuj cingqciengz le, ae lij laebdaeb mizyouq. Gij binghyiengh caeuq binghcingz daih bouhfaenh bouxbingh cungj haemq mbaeu, gij binghcingz siujsoq bouxbingh yungyiemj, fazcanj riengjvaiq, binghbienq gvangqlangh.

2. Genjcaz

Gij soq lwed bwzsibauh cingqciengz roxnaeuz bien sang, aeu cunghsing lizsibauh guhcawj. Sizyensiz genjcaz seiz, lwngjningzciz sawqniemh ndikdoh youq 1 : 30 doxhwnj dwg yangzsing. Danghnaeuz ndikdoh cugbouh gyalai doiq cazbingh gij eiqngeih de haemq hung.

Najaek X sienq genjcaz, binghbienq dingzlai faenbouh youq aenbwt laj mbaw, hix ndaej youq gwnz mbaw yawjraen, mbiengj ndeu lai gvaq song mbiengj, yienh'ok baenz benq raemhngaeuz, maeddoh damh caemhcaiq yinz, henzbien myoxmyad, ciengzciengz depgaenh henzbien.

3. Ywbingh

Gwn hungzmeizsu ywbingh miz yaugoj daegbied, gij yw davanz neicihci moq lumj gwzlahsenh、lozlizdwz caeuq ahcizmeizsu hix mizyauq. Caj binghyiengh gejrungq, binghbienq supsou le couh ndaej dingz yw.

Binghdoegsingq Feiyenz

Binghdoeg dwg gij veizswnghvuz ceiq iq. Youq ndaw bouxbingh saidiemheiq lahdawz gipsingq, binghdoeg lahdawz daihgaiq ciemq 90%, hoeng gij binghdoeg riuzhengzsingq dwgliengz ceiq lai raen, daihngeih dwg fuliuzganj binghdoeg、sen binghdoeg daengj, lwgnyez iq cix dwg gij binghdoeg hozbauh yinxhwnj haenx lai. Binghdoegsingq feiyenz lai fatseng youq seizdoeng seizcin, lai raen youq lwgnyez iq (lwgnyez iq baenz feiyenz daihgaiq miz 60% dwg binghdoegsingq), vunzhung noix raen.

1. Binghyiengh

Itbuen haemq mbaeu, baenzbingh numqmenh, fatndat、naiqnuek、gyaeujdot, daengx ndang indot、ae、miz di myaiz niu. Boux binghnaek lai raen lwgnyez iq, fatndat haenq、diemheiq gunnanz、noh'aeuj、myaiz lwed、mizseiz engqlij fatseng daima、simmak doekbaih dem.

2. Genjcaz

Gij soq lwed bwzsibauh bien daemq roxnaeuz cingqciengz, cunghsing lizsibauh demlai. Hezcinghyoz genjcaz、binghdoeg gungganq roxnaeuz faenliz doiq cazbingh miz bangcoh. Najaek X sienq genjcaz, ndaw bwt ndaej okyienh gij raemhngaeuz diemjraiz roxnaeuz baenz benq iq. Baihlaj song aen bwt boux binghnaek yienh'ok raemhngaeuz gyuemluemz hothoh iq.

3. Ywbingh

Seizneix lij giepnoix gij yw dingj binghdoeg miz yaugoj daegbied, cujyau dwg yawj bingh roengz yw, baudaengz baujraeuj、niujcingq heiqyangj noix、cawz myaiz dingz ae daengj. Doiq doengh boux baenz binghliuzganj gyazhingz haenx ndaej yungh ginhganghvanz anhben. Mbangj di ywdoj aiq miz di yaugoj, lumj banjlanzgwnh、vagimngaenz、dacinghyez、lenzgyau、gvancung、vagut daengj. Ciepfat sigin lahdawz seiz, hab yungh gangswnghsu daeuj yw.

Ginhdonzgin Feiyenz

Youz ngahbwt ginhdonz ganjgin yinxhwnj. 1976 nienz, bouxbing duivuj Meijgoz youq Feicwngz hoihcomz seiz, boedfat riuzhengz le cungj bingh ndeu. Mwhhaenx 4000 lai boux vunz ndawde, miz 221 boux baenzbingh. Doeklaeng, youq ndaw cujciz aenbwt bouxdai, faenliz ok cungj binghhyienzgin doenghbaez mbouj caengz fatyienh gvaq ndeu, an coh heuhguh "ngahbwt ginhdonz ganjgin". Daj neix gvaqlaeng laebdaeb miz haujlai guekgya baudauj. Cungj binggin neix gwzlanz nyumxsaek yaemsingq, dwg ganjgin yiengh diuzlienh raez. Cungj bingh neix lai fatseng youq seizhah satbyai seizcou cogeiz, ndaej baenz sanqfat roxnaeuz boedfat riuzhengz. Guek raeuz gaenh geij bi daeuj sanqfat baudauj cugciemh gyalai. Youq 1987 nienz caeuq 1988 nienz, youq Baekging caeuq Dangzsanh miz 2 gienh boedfat riuzhengz, seizhaenx yawj hwnjdaeuj mbouj dwg gij bingh noix raen, fatbingh beijlwd ciemq feiyenz cungjsoq 1%~15%. Fatbingh dwg bouxcungnienz bouxlaux guhcawj, daegbied dwg boux yienzlaiz baenz binghmenhsingq gvaq, lumj binghnyouhdangz、binghsimbwt、goengnaengz aenmak mbouj caezcienz、boux baenz bingh'aizcwng caeuq boux ciengzgeiz cit ien, gij goengnaengz menjyiz aenndang daemq, cungj yungzheih baenz cungj bingh neix.

    Ginhdonzgin ndaej daj doemnamh daeuj, doenggvaq hoengheiq cienzlah. Ginhdonzgin lahdawz dingzlai dwg oklaeng gungraemx hidungj deng uqlah lumj raemx yungzgi、cwngfat lwngjningzgi、gunghdiuzgih、raemxndat gyauhvangi、rwed caemx gyaeujbyoq caeuq vuvagi daengj.

1. Binghyiengh

    Gaengawq binghcingz naek mbaeu ndaej faen baenz song yiengh. ①Yiengh riuzhengzsingq dwgliengz, fatbingh beijlwd sang, saenznit、 fatndat、gyaeuj in、ndangnoh in dwg gij daegdiemj de. Binghyiengh itbuen lienzdaemh 3~5 ngoenz, dingzlai ndaej gag ndei. ②Yiengh feiyenz, mbwq gwn、mbouj miz rengz、saenznit、fatndat haenq, buenq soq dabdaengz 40℃, 2/3 bouxbingh yienh'ok megloh haemq menh. Fatbingh cogeiz couh miz ae hawq, doeklaeng okyienh myaizniu. 1/3 miz myaizlwed caeuq diemheiq gunnanz, caemhcaiq najaek in. 1/2 bouxbingh geizcaeux okyienh oksiq hoeng dungx mbouj in, saekseiz miz dungx in caeuq dungxfan、rueg. Siujsoq vunzbingh miz gvanhcez in caeuq ndangnoh in. Gyaeuj in lai raen, siujsoq buenx miz cunghsuh sinzgingh hidungj binghyiengh, lumjbaenz cingsaenz mbouj cingqciengz、youheiq、eiqsik haemq numqmenh、 lumzlangh、fatyaem gunnanz daengj. Mbangj boux vunzbingh hix baenz bagmou.

2. Genjcaz

    Gij soq bwzsibauh swng sang, itbuen ndaej dabdaengz (10~20) × 10^9/ L, cunghsing lizsibauh demlai. Ganciep roxnaeuz cigciep yingzgvangh gangdij caekdingh daengz 1︰128 couh miz gij gyaciz duenqbingh. Danghnaeuz ndaej daj ndaw raemxmyaiz roxnaeuz cujciz ndawde gungganq ok ngahbwt ginhdonz ganjgin cix ndaej cinjdeng duenhdingh mbouj miz ngeizvaeg.

Najaek X sienq biujyienh, geizcaeux yienh'ok mbangj giz raemhngaeuz baenz benq, gvaqlaeng fazcanj baenz bwt saedcaet bienqsingq cimqnyinh, dingzlai youq ndaw bwt mbaw laj. 70% youq mbiengj ndeu, hoeng yungzheih banhsanq. Siujsoq ndaej baenz bwt foegnong roxnaeuz conghbyouq, miz mbangj lij gyoebfat najaek cwk raemx dem.

3. Ywbingh

Gij yw miz yaugoj daegbied daih'it senj de dwg hungzmeizsu. Lifuzbingz hix mizyauq. Binghnaek ndaej lienzhab yungh yw, miz gij cozyung doxboiqhab. Cangzyungzsing swvanzsu、gyangzliz meizsu hix miz itdingh yaugoj. Bouxbingh mbaeu (yiengh riuzhengzsingq dwgliengz) mbouj ging-gvaq ywbingh, itbuen 7～8 ngoenz couh ndaej gag hoizfuk. Bingh naek (yiengh feiyenz) danghnaeuz mbouj gibseiz yw, baenzbingh aen singhgiz ndeu couh ndaej bienqrwix, gij beijlwd bingh dai ndaej dabdaengz 80%, itbuen gij beijlwd bingh dai daih'iek dwg 15%～20%.

Bwt Foegnong

Bwt foegnong dwg aenbwt baenz nong lahdawz youz lai cungj sigin yinxhwnj, boux baenz foegnong haenx, heuh de guh "bwt foegnong". Bwt foegnong ciengz miz conghbyouq, caemhcaiq miz raemx bingzmienh. Gij sigin cauxbaenz bingh haenx ciengzseiz miz gij sigin mbwq heiqyangj caeuq sigin aeu heiqyangj roxnaeuz dwg doxgyaux lahdawz.

Bwt foegnong ndaej faen baenz 3 cungj. ①Bwt foeg nong suphaeuj yinxhwnj：Dingzlai aenvih mazmaez、dengdoeg、mboetraemx、laeuj fiz、baenz bagmou、maezngunh daengj yienzaen yinxhwnj saenzheiq gazngaih, sup haeuj gij doxgaiq iemqok daiq sigin haeuj ndaw bak conghhoz bae cix fatbingh. Gij sigin cauxbaenz bingh ciengz raen haenx miz buzdauz giuzgin saek henjgim、lengiuzgin caeuq feiyenz giuzgin. Sigin mbwq heiqyangj dingzlai dwg gij ganjgin yiengh lumj lwglwt caeuq yiengh lumj lwgsae. ②Bwt foegnong oklaeng goeklwed：Cujyau oklaeng gij binghcauq buzdauz giuzgin saek henjgim lahdawz, lumjbaenz naengnoh dengsieng、lahdawz、foeggawh、baenz nong、ngvizndok fatyienz、muegsim fatyienz lahdawz roxnaeuz binghhlwedbaih daengj. Buzdauz giuzgin saek henjgim riengz lwed lae ginggvaq aenbwt seiz, cauxbaenz bwt foegnong lai fat. ③Ciepfat bwt foegnong: Dingzlai gaenq baenz gij bingh ndaw bwt, ciepfat baenz nong lahdawz, baenz bwt foegnong. Lumjbaenz hozgyawjsaej gyahung、 hozgyawjsaej foeggawh、 hozgyawjsaej bwt baenz ngaiz、 lauzbingh conghbyouq daengj.

1. Binghyiengh

3 cungj yienzaen mbouj doxdoengz yinxhwnj bwt foegnong, cawz binghcingz ginggvaq gak miz mbouj doxdoengz caixvaih, gij binghyiengh de biujyienh miz gij daegdiemj doxdoengz: Gipsingq fatbingh、 saenznit、 fatndat haenq (ndaej dabdaengz 40℃)、 ae、 ae myaiz nong roxnaeuz myaiznong haeu, mbangj gyaux miz lwed. Myaiz soqliengh moix ngoenz ndaej dabdaengz 300～500 hauzswngh. Ae caeuq myaiz soqliengh ciengzseiz caeuq ndang miz gvanhaeh. Danghnaeuz mbouj ndaej gibseiz cazbingh caeuq hableix ywbingh, binghcingz ndaej lienzdaemh 2～3 ndwen, bienq baenz bwt foegnong menhsingq, okyienh lwgfwngz (lwgdin) bongz na caeuq lwedhaw.

2. Genjcaz

Gij soq lwed bwzsibauh demlai, dabdaengz (20～30) × 10^9/L, aeu cunghsing lizsibauh guhcawj, dingzlai miz gij yienhsiengq hwz senjnod coh baihswix.

Najaek X sienq genjcaz, gizdieg deng ciemqfamh haenx dingzlai dwg gwnz mbaw bwt duenhlaeng roxnaeuz laj mbaw duenh baihlaeng. Geizcaeux yienh'ok daih mienhcik raemhngaeuz fatyienz, henzbien myoxmyad, baenz bingh 10 ngoenz baedauq giz binghbienq okyienh conghbyouq, baihndaw miz raemx bingzmienh, bangxndaw raeuzrwd, bangxcongh na, seiqhenz miz cimqnyinh fatyienz.

Bwt foegnong suphaeuj dingzlai dwg danfat, bwt foegnong daj goeklwed daeuj haenx ciengzseiz dwg laifat, ciepfat bwt foegnong dingzlai buenx miz gij daegcwng X sienq binghbienq yienzfat, lumjbaenz bwt baenz ngaiz bietdingh buenx miz gij raemhngaeuz yiengh baenz gaiq, hozgyawjsaej gyahung bietdingh buenx miz raiz bwt co luenh baenz yiengh rongzrwi gaijbienq, ndaej gamqbied.

3. Ywbingh

（1）Doiq gij bwt foegnong suphaeuj haenx，aeu genj yungh gij yw dingj sigin mbwq heiqyangj，lumjbaenz cinghmeizsu、gezmeizsu、mezdizlingz daengj. Mwh siuyiemz，lij aeu louzsim ndangvih yinxlae dem. Boux gyoebgyonj lahdawz gij sigin aeu heiqyangj haenx，doengzseiz gya yungh gij gangswnghsu cauxbaenz sigin minjganj haenx.

（2）Bwt foegnong daj goeklwed daeuj，lumjbaenz boux deng buzdauz giuzgin saek henjgim yinxhwnj haenx，daih'it senj bwnjco cinghmeizsu roxnaeuz linzluz cinghmeizsu，danghnaeuz dwg boux naih yw roxnaeuz gominj，ndaej genj yungh gi'gyazvanguj meizsu.

（3）Doiq bwt foegnong ciepfat，cawz yw bingh yienzfat caixvaih，aeu cimdoiq gij sigin yinxhwnj foegnong haenx yungh gangswnghsu minjganj.

（4）Boux baenz bwt foegnong menhsingq（baenzbingh mauhgvaq 3 ndwen）ginggvaq neigoh ywbingh mbouj mizyauq haenx，ndaej naemj guh vaigoh soujsuz ywbingh.

Hozgyawjsaej Gya'gvangq

Hozgyawjsaej gya'gvangq dwg bangx hozgyawjsaej deng sonjseng roxnaeuz buqvaih youz lai cungj yienzaen yinxhwnj，cauxbaenz gya'gvangq caeuq bienqyiengh mbouj ndaej gaijbienq. Cungj bingh neix dingzlai ciepfat youq bingh cihgi'gvanjyenz、hozgyawjsaej saeklaengz、aenbwt fatyienz、lauzbingh caeuq ndaw bwt bienq senhveiz daengj. Hozgyawjsaej gya'gvangq youz fatyienz cauxbaenz haenx ciengz fatseng youq aenbwt mbaw laj，laj mbaw swix lai gvaq laj mbaw gvaz.

Gij daegdiemj cungj bingh neix dwg，dingzlai bouxbingh seiznyez miz gij lizsij mazcimj roxnaeuz baenzae yinxhwnj aenbwt hozgyawjsaej lahdawz，baenz vunzhung miz gvaq gij lizsij lauzbingh、cihgi'gvanjyenz menhsingq、ndaw bwt bienq senhveiz，neix dwg gij geikdaej binghleix yinxhwnj hozgyawjsaej gya'gvangq.

1. Binghyiengh

Ae、ae myaiz、ae lwed dwg 3 daih binghyiengh cungj bingh neix.

Ae myaiz dingzlai dwg myaizniu roxnaeuz myaiznong saek henjloeg，ngoenznaengz myaiz soqliengh ndaej dabdaengz geij bak hauzswngh.

Danghnaeuz gyoebfat lahdawz sigin mbwq heiqyangj, raemxmyaiz daiq miz heiqhaeu. Boux aeu lahdawz myaiz lai guhcawj haenx heuhguh "hozgyawjsaej gya'gvangq cumx". Ae lwed dwg fanfoek daihliengh ae lwed guh daegcwng, ae lwed soqliengh ngoenznaengz ndaej dabdaengz bak lai hauzswngh, miz boux aenvih ae lwed lai cix mbaetheiq dai bae. Boux aeu ae lwed guhcawj haenx heuhguh "hozgyawjsaej gya'gvangq hawq".

Mwh ciepfat sigin lahdawz roxnaeuz raemxmyaiz yinxlae mbouj swnh seiz, dingzlai miz gij binghyiengh fatndat、mbouj miz rengz、mbouj siengj gwn、ae、ae myaiz daengj gyanaek.

2. Genjcaz

Boux baenz hozgyawjsaej gya'gvangq menhsingq haenx, dingzlai gyoeb miz lwedhaw caeuq lwgfwngz (lwgdin) bongz na. Ciepfat lahdawz seiz, bwzsibauh demlai. Genjcaz ndangdaej seiz, aenbwt ndaej dingqnyi lozyaem cumx youq gizdieg maenhdingh、dingjnanz, ciengzseiz daezsingj miz hozgyawjsaej gya'gvangq.

Najaek X sienq genjcaz, ndaej dwg cingqciengz, roxnaeuz dandan yienh'ok gij raiz bwt bienq co. Denjhingz bienqvaq dwg gizdieg binghbienq yienh'ok yiengh rongzrwi roxnaeuz yiengh byoemgienj gaijbienq.

Najaek caengzmbang CT genjcaz ndaej miz itdingh bangcoh. hozgyawjsaej cauhyingj dwg gij soujduenh youqgaenj bae cinjdeng duenhdingh.

3. Ywbingh

(1) Gyagiengz yinxlae raemxmyaiz: Baudaengz gij yw siu myaiz caeuq ndang'vih yinxlae.

(2) Gaemhanh lahdawz: Danghnaeuz miz ciepfat lahdawz, wngdang gaengawq myaiz gungganq caeuq yw minjganj sawqniemh genjaeu gangswnghsu, roxnaeuz lienzhab sawjyungh gangswnghsu (gij yw dingj gwzlanz yangzsing giuzgin caeuq dingj yaemsingq ganjgin nem dingj sigin mbwq heiqyangj doengzseiz sawjyungh).

(3) Cawqleix ae lwed: Wnggai yungh yw dingz lwed, megcingx diemjndik cuizdij houyezsu; ae lwed mbouj dingz, ndaej naemj daengz guh soujsuz cap haeuj doenghmeg saeklaengz.

(4) Vaigoh ywbingh: Daihliengh ae lwed roxnaeuz fanfoek lahdawz, neigoh ywbingh mbouj mizyauq, boux binghcauq haemq gughanh haenx,

ndaej naemj daengz guh soujsuz gvejcawz.

Bingh Bwtcinhgin

Gaenh geij bi daeuj, gij beijlwed fatbingh saidiemheiq cinhgin lahdawz cug bi demlai, gij bingh bwt cinhgin ciemq gizyawz bingh daepdungx cinhgin 60% doxhwnj. Dang rengzdingjbingh aenndang doekdaemq seiz, gaxgonq baenz moux cungj binghmenhsingq, couh yungzheih fatbingh, daegbied dwg youq seizgan haemq nanz sawjyungh gvangjbuj gangswnghsu, sinsangsen bizciz gizsu, yw menjyiz hanhhaed, yw sibauh doegsingq（yw dingj bing-hngaiz）caeuq goengnaengz menjyiz deng sonjhaih youqgaenj cungj cingzgvang neix lajde, cinhgin swnh hoengq haeujdaeuj, engq yungzheih cauxbaenz gij bingh bwtcinhgin.

Gij binghhyienzdaej bwtcinhgin miz nencuhgin、fangsengin、yinjgiuzgin、gizgin daengj, youq guek raeuz dwg nencuhgin saekhau caeuq gizgin ceiq lai raen.

1. Binghhyiengh

Gij linzcangz biujyienh bwtcinhgin noix miz daegcwng, dingzlai deng gij binghhyiengh binghmenhsingq yienzmiz de cwgoemq（lumjbaenz bwzhezbing、baezfoeg yakrwix caeuq lahdawz yiemzcungh daengj）. Fanzdwg ciengzgeiz sawjyungh gvangjbuj gangswnghsu、gizsu、yw menjyiz hanhhaed daengj, bouxbingh binghcingz gyanaek、bienqrwix, roxnaeuz okyienh gij binghhyiengh moq, lumjbaenz gij binghhyiengh ae、ae myaiz、aek in、mbouj miz rengz、byom、lwedhaw daengj, cungj wnggai naemj daengz aiq deng bwtcinhgin lahdawz.

Danghnaeuz myaiz yienh'ok raemxniu yiengh gaugeng, wnggai ngeiz dwg bingh bwtnencuhgin saekhau; danghnaeuz myaiz yienh'ok saek aeuq, wnggai ngeiz dwg bingh bwtgizgin; danghnaeuz ndaw myaiz roxnaeuz ndaw raemxnong bangxaek louzgvanj, okyienh naed vuengzhenj, wnggai ngeiz dwg bingh fangsengin.

2. Genjcaz

Vaqniemh myaiz ndaej ra daengz cinhgin bauswj roxnaeuz seigin, gungganq ndaej gamqdingh gij cungjloih sigin. Danghnaeuz ndaw lwed gij sibauh ngah soemj demlai, dingzlai dwg baenz bingh bwtgizgin.

Najaek X sienq genjcaz seiz, binghbienq yienh'ok lai yiengh, mbouj miz gij daegbied de, mbaw bwt, duenh mbwt ndaej yienh'ok raemhngaeuz baenz benq roxnaeuz baenz gaiq, hix ndaej yienh'ok cihgi'gvanjyenz, hozgyawjsaej feiyenz gaijbienq, roxnaeuz raemhngaeuz baenz hothoh iq gyuemluemz. Ndaw bwt yienh'ok raemxngaeuz yiengh luenzlu, baihgwnz de miz giz buenq aen yiengh ronghndwen ronghcingx, ndaej riengz ndang bienqdoengh, dwg gij daegcwng yingjsiengq bingh bwtgizgin. Ndoksej deng buqvaih raen youq gij bingh fangsengin.

3. Ywbingh

Doiq lahdawz fangsengin, daih'it genj cinghmeizsu; doiq nuzgajsigin lahdawz, daih'it genj vangzanhmizding; doiq gizyawz lai cungj cinhgin lahdawz, ndaej daih'it genj gij yw dingj cinhgin gvangjbuj fuzganghco (dafuzgangh). Gizyawz lij miz dungzganghco, mihganghco, yihgizganghco, fuzbauhmizdingz daengj, binghnaek yungh wsing meizsu B (gozcanj luzsanh meizsu) ywbingh. Yungh yw seiz cungj aeu maedcaed louzsim gij goengnaengz aendaep, aenmak miz maz bienqvaq.

Gij Daegdiemj Bouxlaux Baenz Feiyenz

Gij biujyienh bouxlaux baenz feiyenz mbouj doengz bouxcoz. Aenvih binghhyiengh gig mbouj denjhingz, ciengzseiz deng yawj loek baenz gij bingh wnq. Bouxlaux baenz feiyenz fatbingh youq seizdoeng, seizcin lai, dingzlai dwg gij feiyenz sigin, aeu gwzlanz ganjgin yaemsingq ceiq lai. Baenz bingh ciengzseiz menhmwd ndumjyouq, cungdoh roxnaeuz loq fatndat, engqlij mbouj miz gij fanjwngq fatndat dem. Ae, ae myaiz daengj gij binghhyiengh saidiemheiq dingzlai mbouj mingzyienj, hoeng gij biujyienh heiqgaenj, gij baezsoq diemheiq demgya, sinhliz gyavaiq, hezyaz doekdaemq, diemheiq gunnanz, noh'aeuj engqgya doedyienh. Gij binghhyiengh sien fat dwg simcingh damhdingh, cingsaenz naiqnuek, vah noix ngah ninz roxnaeuz simnyap mbouj onj daengj caemh raen lai mbouj geizheih. Mbangj bouxbingh biujyienh ok ndang nyieg mbouj miz rengz, mbouj siengj gwn roxnaeuz buenx miz dungxfan, rueg roxnaeuz oksiq. Gij biujyienh mbangj boux vunzbingh ciengzseiz deng gij binghhyiengh yienzlaiz miz de cwgoemq bae.

Bouxlaux baenz feiyenz dingzlai bingh seiz mbaeu seiz naek,

gangswnghsu ywbingh yaugoj ciengzseiz mbouj daiq habhoz, baenzbingh nanz, ngaiznyed mbouj ndei, roxnaeuz cugciemh bienqrwix. Danghnaeuz buenx miz bingh gi'gvanh gizyawz (lumjbaenz gij goengnaengz sim, uk, mak mbouj caezcienz), gij beijlwd dai bae gig sang.

1. Genjcaz

Gij soq lwed bwzsibauh dingzlai dwg youq ndaw gvaengxlaengx cingqciengz, hoeng gij beijlaeh cunghsing lizsibauh demgya, roxnaeuz miz naed dengdoeg.

Najaek X sienq genjcaz, binghbienq faenbouh gvangqlangh, dingzlai faenbouh youq daengx aen bwt, hoeng song aen bwt duenhlaj lai fat, youqgaenj, ciengz yienh'ok gij raemhngaeuz yiengh giethoh caeuq raiz baenz benq bwt saedcaet cimqnyinh.

2. Ywbingh

Bouxlaux baenz feiyenz, gawq aeu haengjheiq bae dingj lahdawz ywbingh, hix aeu yawjnaek daemxcengj ywfap, gyagiengz gyoebhab cosih. Doiq gij sigin cauxbaenz bingh mbouj doengz, cawz genj aeu gij gangswnghsu minjganj caixvaih, lij aeu gaemdawz aen yenzcwz "caeux yungh, liengh cukgaeuq, lienzhab, liuzcwngz doxdoiq gyaraez". Doiq yw gij binghmenhsingq caeuq gij bingh sim, uk, mak gyoebfat haenx, hix mbouj ndaej yawjlawq, aenvih aiq dwg gij yienzaen baenz feiyenz cix dai bae. Daegbied dwg gij yw doiq goengnaengz aenmak miz sonjhaih de, wnggai siujsim yungh roxnaeuz mbouj yungh.

Gyagiengz daemxcengj ywfap, ndawde cujyau dwg baujcwng yingzyangj caeuq yezlieng cukgaeuq, hawj raemx cukgaeuq, baujciz raemx dengaijciz doxdaengh.

Bouxlaux dingzlai hengzdoengh mbouj fuengbienh, fangqwngq numq, doiq bouxlaux baenz bingh feiyenz aeu gyagiengz hohleix, daegbied dwg hohleix saidiemheiq, lumjbaenz hawj heiqyangj, sup myaiz okdaeuj, fan ndang, bongx baihlaeng daengj, baujcwng saidiemheiq doengswnh.

Gij Daegdiemj Lwgnyez Baenz Feiyenz

Lwgnyez baenz feiyenz dingzlai dwg youz sigin caeuq binghdoeg yinxhwnj. Aenvih gij binghyienzdaej cauxbaenz bingh mbouj doengz, gij biujyienh de miz daegdiemj mbouj doengz.

1. Feiyenz Lengiuzgin Feiyenz

（1）Lwgnyez baenz feizyen: Dingzlai dwg hozgyawjsaej feiyenz, itbuen biujyienh baenz fatndat、ae、heiqgaenj、ndaeng saenqdoengh、saeknaj hausak、naengbak bienq aeuj，buenx miz simnyap mbouj onj、mbwq gwn、rueg doxgaiq roxnaeuz oksiq engqgya ciengzseiz raen. Aenbwt ndaej dingqnyi lozyaem cumx. Binghnaek ndaej okyienh "gij daegcwng sam giz gumz" （sup heiq seiz gwnz conghgumz ndokaek、gwnz conghgumz ndokgvaengzgiengz caeuq luengq ndoksej gumzloemq），dwg gij biujyienh diemheiq gunnanz yiemzcungh. Danghnaeuz gyoebfat dengdoeg nohsim fatyienz，ndaej okyienh simlig doekbaih，simlwd hung gvaq 140～160 baez/faen cung. Buenx miz bingh'uk dengdoeg seiz，saenzheiq naiqnuek，simnyap mbouj onj，gaenlaeng gingmaez roxnaeuz maezngunh. Buenx miz saej mazmwnh dengdoeg seiz，miz dungx raeng、heiqgaenj、saej singhap siusaet.

Lwed bwzsibauh cungjsoq caeuq cunghsing lizsibauh demlai. Myaiz duzben roxnaeuz gunggganq ndaej genj ok feizyenz giuzgin. Najaek X sienq genjcaz，geizcaeux dandan raen raiz bwt bienq naek，loq nanz couh ndaej okyienh mbiengj ndeu roxnaeuz song mbiengj miz baenz benq raemhngaeuz iq.

（2）Lwgnyez hung baenz feiyenz: Ciengz yienh'ok gij binghyiengh mbaw hung roxnaeuz duenhbwt fatyienz. Baenzbingh gip，sawqmwh fatseng saenznit、fatndat haenq、gingmaez、diemheiq gunnanz、noh'aeuj、ndaeng saenqdoengh，engqlij fatseng daima dem.

Lwed bwzsibauh cungjsoq caeuq cunghsing lizsibauh mingzyienj swng sang.

Najaek X sienq genjcaz dingzlai yienh'ok mbaw hung roxnaeuz duenh bwt miz raemhngaeuz saedcaet cimqnyinh.

2. Buzdauz Giuzgin Saek Henjgim Feiyenz

Lwgnyez fatbingh beijlwd haemq sang，ciengz raen youq seizdoeng，dingzlai miz fatndat mbouj gveihcwz caeuq lienzdaemh fatndat haenq，gij binghyiengh dengdoeg haemq naek，siujsoq aiq okyienh dengdoeg daima. Mizseiz okyienh fatndat yiengh hoengzsien roxnaeuz naeng hwnj nengz yiengh mazcimj.

Lwed bwzsibauh cungjsoq caeuq cunghsing lizsibauh cungj swng sang.

Najaek X sienq genjcaz, cawz raemhngaeuz cimqnyinh baenz benq caixvaih, ndaej okyienh bwt foegnong gaijbienq, caemhcaiq ciengz buenx miz muegaek fatyienz roxnaeuz aek ok nong.

Myaiz duzben roxnaeuz gungganq ndaej ra daengz buzdauz giuzgin saek henjgim.

3. Binghdoegsingq Feiyenz

Boux senbinghdoeg yinxhwnj ceiq lai. Daih dingzlai sien miz gwnz saidiemheiq lahdawz, lumjbaenz conghhoz in、 mug rih、 ae、 fatndat、 ndangnoh naet in daengj. Gangswnghsu ywbingh mbouj mizyauq, fatndat nanz mbouj doiq, hoeng doeklaeng haemq caeux okyienh sinzgingh hidungj binghyiengh, lumjbaenz ngah ninz、 naiqnuek、 saeknaj hausak roxnaeuz gingmaez. Gij bingjyiengh ae、 ae myaiz mbouj yienhda, diemheiq gunnanz caeuq noh'aeuj haemq mingzyienj. Lumjbaenz gyoebfat binghdoeg nohsim fatyienz, yungzheih okyienh simlig doekbaih. Codaeuz aenbwt ndaej dingqnyi lozyaem hawq roxnaeuz singhap ae'ngab. Fatndat $3 \sim 4$ ngoenz le hainduj miz lozyaem cumx.

Gij soq lwed bwzsibauh bien daemq roxnaeuz cingqciengz. Najaek X sienq genjcaz, geizcaeux gij raiz aenbwt bienq co bienq myox. $3 \sim 5$ ngoenz le ndaej okyienh baezbenq raemhngaeuz hung iq mbouj doengz, roxnaeuz baenz gij binghcauq yungzhab, song aen bwt duenhlaj lai raen.

4. Cihyenzdij Feiyenz

Dwg youz cihyenzdij yinxhwnj. Lai raen lwgnyez hung, youq seizdoeng、 seizcin lai raen. Ciengzseiz fatbingh numq, ndangraeuj sang daemq mbouj dingh, ae baenz deng gikcoi ae, myaiz mbouj lai.

Najaek X sienq genjcaz, dingzlai youq giz doubwt miz raemhngaeuz yiengh lumj fwjmok iet daengz ndaw bwt, laj mbaw lai. $2 \sim 3$ aen singhgiz ndaej gag siubae.

5. Yw Lwgnyez Feiyenz

（1）Doiq bingh cawqleix: Yietnaiq, bauj raeuj, gij doxgaiq gwnndoet wnggai yungzheih siuvaq, baujcwng yingzyangj caeuq raemx, baujciz saidiemheiq doengswnh, supyangj. Boux simnyap mbouj onj, hawj yw simdingh, lumjbaenz lujmijnaz roxnaeuz anhdingh.

（2）Gangswnghsu ywbingh：Gaengawq gij sigin cauxbaenz bingh mbouj doengz，genj aeu gij gangswnghsu minjganj haenx. Doiq feiyenz giuzgin feiyenz，daih'it senj cinghmeizsu. Feiyenz buzdauz giuzgin saek henjgim daih'it senj bwnjgyaz yi'ngozco cinghmeizsu（sinhcingh Ⅱ）；boux doiq sinhcingh Ⅱ naihyw haenx，ndaej yungh douzbauhcolinz roxnaeuz gi'gyazvanguj meizsu. Cihyenzdij feiyenz daih'it senj hungzmeizsu roxnaeuz lozhungzmeizsu. Doiq binghdoegsingq feiyenz，seizneix doiq gij yaugoj yw dingj binghdoeg lij caj linzcangz haengjdingh，lumjbaenz ginhganghvanzanh、sanhdancohwzganh、ganhyaujsu daengj. Moux di ywdoj，lumjbaenz banjlanzgwnh、va'ngaenz、sauhyouh，aiq miz gij cozyung dingj binghdoeg，ndaej sawq yungh.

（3）Ywdoj ywbingh：Bouxndanghwngq haenx cujyau aeu mazhingsizganhdangh gyagemj. Bouxndanggyoet cujyau aeu sanh'audangh caeuq siujcinghhlungzdangh gyagemj.

（4）Yw feiyenz binghnaek：Cawz gij fuengfap gwnzneix gangj caixvaih，lij aeu louzsim geij diemj：①Cungfaen bouj raemx，niujcingq raemx dengaijciz mbouj doxdaengh. ②Sinsangsen bizciz gizsu youq dengdoeg haenq naek roxnaeuz fatndat haenq seiz yungh，yungh yw 3~5 ngoenz，caj binghcingz gaij ndei le couh dingz yungh. ③Ywgiengzsim youq mwh feiyenz buenx miz simlig doekbaih sawjyungh，gij yw ciengzseiz yungh de miz sihdilanz、meizmauzsenz vahswjdai K. ④Ywleihnyouh hawj boux simlig doekbaih yiemzhaenq haenx sawjyungh，gij ciengz yungh de miz sanghginghgwzniuswz、anhdijsuhdungh caeuq suzniu daengj. Hoeng aeu louzsim dengaijciz luenhlab. Danghnaeuz okyienh bingh'uk dengdoeg，boux miz uk foeg raemx haenx，ndaej yungh ywduetraemx，gij ciengz yungh de miz ganhlucunz. ⑤Yw diemheiq saenqhwnj youq diemheiq feuz、doeng heiq mbouj gaeuq、diemheiq gunnanz、noh'aeuj yienhda seiz yungh，ndaej naemj yungh nizgojsamij（gojlahmingz）、sanhgwngjcaigenj（lozbeilinz）.

Baenzlawz Yawhfuengz Feiyenz

Yawhfuengz baenz feiyenz，cujyau miz song aen fuengmienh：It aeu liujgaij gij yienzaen baenz feiyenz，de cujyau dwg binghyienzgin ciemqhaeuj（gij yienzaen baihrog），ngeih dwg rengzdingjbingh ndangdaej doekdaemq (gij yienzaen goekgaen), song aen diuzgen neix bwh miz cij baenz bingh. Danghnaeuz ndaej siucawz gij yienzaen baenz bingh, demgiengz rengzdingjbingh, bietyienz yawhfuengz baenz feiyenz. Gij binghyienzgin cauxbaenz feiyenz, dingzlai geiqseng youq gwnz saidiemheiq. Youq cingqciengz cingzgvang lajde cix mbouj baenz bingh, hoeng baez daengz rengzdingjbingh doekdaemq seiz cix fatbingh. Rengzdingjbingh doekdaemq, gij cujyau yienzaen de miz 5 aen: It dwg ndangdaej sengcingz yaez, ngoenzlaeng youh giepnoix duenhlienh; ngeih dwg yingzyangj mbouj gaeuq; sam dwg baenz gij bingh menhsingq siuhauq, beijlumj binghcihgi'gvanjyenz menhsingq, lauzbingh, binghnyouhdangz, binghdaepmak, baezfoeg roxnaeuz binghlahdawz daengj; seiq dwg saidiemheiq deng lahdawz, buqvaih diuz fuengzsienq daih'it fuengzre; haj dwg mbangj di yienzaen yinxyaeuh, beijlumj deng fwn rwed, lanhlaeuj, naetnaiq gvaqbouh daengj, gyangqdaemq le gij goengnaengz menjyiz ndangdaej.

Linghvaih, hix youz gij binggin cauxbaenz bingh soqliengh lainoix caeuq doegsingq hung iq daeuj gietdingh, couh dwg soqliengh yied lai, doegsingq yied hung, gij beijlwd baenz bingh yied sang.

Yawhfuengz baenz feiyenz, aeu sien daj gwndaenj yietnaiq roengzfwngz. Gwndaenj yietnaiq aeu miz gvilwd, haeujsim guhhong caeuq yietnaiq doxgiethab, baujcwng ninz gaeuq, genhciz lienh ndangdaej, hoeng aeu fuengzre naetnaiq gvaqbouh. Ndawranz baujciz seuqcingh, dinghgeiz doeng rumz, gij dohraeuj caeuq dohcumx ndawranz habngamj. Caenhliengh noix bae giz ciengzdieg goenggungh vunzlai caenxnyaed haenx. Yingzyangj hableix, aeu gijgwn danbwzciz lai, veizswnghsu lai, yungzheih siuvaq haenx guhcawj. Bouxwnq baenz dwgliengz, aeu louzsim gekliz; bonjfaenh baenz dwgliengz, wnggai gibseiz yw ndei. Danghnaeuz baenz gij binghmenhsingq wnq, aeu gaenxmaenx bae yw. Gij vunz ngah laeuj ngah ien haenx, itdingh aeu gaiq bae. Danghnaeuz ndaej guh daengz gij iugouz gwnzneix gangj, yawhfuengz feiyenz couh mbouj nanz lo. Dangyienz, danghnaeuz saeklaeuz baenz feiyenz, couh gaenxmaenx ganjgip ywbingh.

Cieng Daih 2
Cihgi'gvanjyenz Menhsingq

Gij Diuzgen Yaeuhfat Cihgi'gvanjyenz Menhsingq

Youq yiengh diuzgen lawz lajde, yungzheih baenz cihgi'gvanjyenz menhsingq caeuq bwtheiqfoeg ne?

1. Nienzgeij

Gaenriengz nienzgeij demmaj, caeuq gij yinhswj baenzbingh (lumj cit ien、veizswnghvuz lahdawz caeuq doxgaiq hoengheiq uqlah) ciepcuk seizgan hix yied raez; nienzgeij yied hung, gij goengnaengz bwt yied ngoenz yied gemjdoiq, saihoz、hozgyawjsaej、hozgyawjsaej iq daengj gij goengnaengz fuengzre saidiemheiq hix cugciemh gemjnyieg, gij menjyizliz daengx ndang doiq veizswnghvuz de hix ngoenz beij ngoenz doekdaemq. Lumjbaenz naeuz, mwh seizcoz saekseiz dwgliengz, couhcinj mbouj bae yw, cijaeu lai yietnaiq, lai gwn raemx, gvaq geij ngoenz le couh swhyienz gag ndei lo; hoeng bouxlaux baenz dwgliengz roxnaeuz saidiemheiq lahdawz seiz, danghnaeuz mbouj gibseiz yungh gangswnghsu, gvaq geij ngoenz le, gij myaiz ae ok haenx couh aiq daj saekhau bienqbaenz saekhenj, neix byaujsi lahdawz gaenq banhlah daengz laj saidiemheiq, baenz le gipsingq cihgi'gvanjyenz, engqlij dwg feiyenz lo.

Daengx guek cihgi'gvanjyenz menhsingq bujcaz ndawde hix cwngmingz, riengz nienzgeij demlai, gij beijlwd baenz bingh cihgi'gvanjyenz menhsingq hix cugciemh demlai. Gij beijlwd gyoengqvunz 14 bi caeuq 14 bi doxhwnj bingzyaenz baenzbingh de dwg 4%; hoeng gyoengqvunz 50 bi doxhwnj haenx couh hwnjsang daengz 13% lo.

2. Gij Diuzgen Dienheiq

Dohraeuj yied daemq, gij beijlwd baenz bingh cihgi'gvanjyenz menhsingq hix yied sang. Moix bi 10 nyied gvaqlaeng daengz bi daihngeih 3 nyied dohraeuj ceiq daemq, aiq fatseng cihgi'gvanjyenz roxnaeuz cihgi'gvanjyenz menhsingq aiq yied haenq. Aenvih gij dienheiq baihbaek beij baihnamz nit, ndigah gij beijlwd dieg baihbaek baenz cihgi'gvanjyenz menhsingq beij dieg baihnamz sang. Gij dohraeuj banngoenz banhaemh doxca yied hung, gij beijlwd fatbingh cihgi'gvanjyenz menhsingq hix yied sang, lumjbaenz youq diegbya, gij beijlwd baenz bingh cihgi'gvanjyenz menhsingq hix sang gvaq diegbingz. Gij diuzgen gizdieg aeu raeuj ca roxnaeuz mbouj miz diuzgen aeu raeuj (lumjbaenz Swconh Swngj mbangj dieg), yienznaeuz seizdoeng dienheiq mbouj beij baihbaek nit, hoeng dohraeuj ndawranz mizseiz beij rog ranz lij daemq, bouxvunz yungzheih baenz cihgi'gvanjyenz. Vihneix, gij beijlwd baenzbingh cihgi'gvanjyenz menhsingq ndaej siengdoiq haemq sang.

3. Gij Diuzgen Yingzyangj

Gij diuzgen yingzyangj yaez, danbwzciz (noh、gyaeq、bya、doxgaiq lwgduh guhbaenz) gwn mbouj gaeuq, sawj gij danbwzciz ndaw lwed (baudaengz bwzdanbwz、giuzdanbwz) hamzliengh daemq, doeklaeng cauxbaenz gij gangdij dingjhoenx veizswnghvuz guhbaenz haenx noix, gij naengzlig dingjhoenx veizswnghvuz daemq. Hix couhdwg naeuz menjyizliz gyangqdaemq, yungzheih baenz cihgi'gvanjyenz menhsingq. Giepnoix veizswnghsu, daegbied dwg giepnoix veizswnghsu A caeuq veizswnghsu D, hawj gij rengzdingjbingh saidiemheiq daemq, hix yungzheih baenz cihgi'gvanjyenz. Vihneix, baenz gij bingh cihgi'gvanjyenz menhsingq, gij guekgya cingqcaih fazcanj haenx aiq sang gvaq gij guekgya fatdad.

4. Gij Diuzgen Ranzyouq

Ranzyouq ndaetnyaed, gij diuzgen aeu raeuj seizdoeng ca, gyoengqvunz hai cueng doeng rumz noix haenx, gij beijlwd baenz bingh cihgi'gvanjyenz menhsingq aiq haemq sang. Aenvih danghnaeuz caemh aen ranz ndeu ndawde boux vunz ndeu baenz bingh dwgliengz、saidiemheiq lahdawz roxnaeuz cihgi'gvanjyenz menhsingq gipsingq fatbingh、feiyenz, boux vunz neix youq mwh ae, gij veizswnghvuz baenz bingh haenx aiq doenggvaq myaizsinz uqlah hoengheiq, cienzlah hawj gij vunz seiqhenz. Neix dwg gij yienzaen doengh boux aen rug ndaednyaed、hai cueng doeng rumz haemq noix yungzheih baenz cihgi'gvanjyenz menhsingq.

Gij Cosih Yawhfuengz Cihgi'gvanjyenz Menhsingq

Cihgi'gvanjyenz menhsingq riengz nienzgeij demmaj gij beijlwd baenzbingh couh demsang, raeuz ndaej yungh cosih daeuj doilaeng bienq laux. Gij fuengsik gwndaenj cangqheiq, gyagiengz bouxvunz veiswngh, ndaej demgiengz ndangdaej, gemjnoix baenz cihgi'gvanjyenz menhsingq roxnaeuz fuengzre geiz gejrungq cienj baenz gipsingq fatbingh.

1. Yingzyangj

Yaek gwn gijgwn yezlieng cukgaeuq、yingzyangj doxdaengh haenx, couhdwg gij dansuij vahozvuz （dangzloih）、danbwzciz （moix goenggaen ndang naek aeuyungh danbwzciz gwz ndeu doxhwnj） caeuq youzlauz （mbouj hab gwn youzlauz doenghduz daiq lai, gwn youz doenghgo daiq lai hix yaek yingjyangj gij goengnaengz siuvaq） caeuq veizswnghsu （daegbied dwg veizswnghsu A caeuq veizswnghsu C） gij soqliengh bietdingh aeu miz haenx. Danbwzciz mbouj gaeuq, dwg gij beijlwd fatbingh cihgi'gvanjyenz menhsingq sang lajmbanj guek raeuz aen yienzaen youqgaenj ndawde aen ndeu.

2. Ndangdaenj

Dienheiq sawqmwh bienq caeuq nit, dwg aen yinhsu youqgaenj baenz cihgi'gvanjyenz menhsingq. Ndigah, aeu gaengawq dienheiq yawhbauq demgemj ndangdaenj, mienxndaej baenz bingh dwgliengz, yaeuhfat baenz cihgi'gvanjyenz.

3. Gij Diuzgen Ranzyouq

Gij diuzgienh diegyouq caenxnyaed gvaqbouh yungzheih gyalai gij yungyiemj saidiemheiq lahdawz. Gij vunz caemh ranz baenz dwgliengz, ceiqndei aeu gekliz, ceiq noix aeu daenj goujcau, yawhbienh mienxndaej doenggvaq myaizsinz cienzlah hawj gij vunz caemh ranz. Diegyouq ndaetnyaed, engq aeu lai hai cueng, hawj hoengheiq riuzdoeng, hawj engq lai nditrongh haeuj ndawranz daeuj. "Vwnzgwz" seiz gaenq dauqcawq senhconz gvaq heiqfwi meiq siudoeg hoengheiq ndawranz, gizsaed dwg mbouj miz gohyoz gaengawq、mbouj mizyauq.

4. Swnghhoz Gvilwd

Gij swnghhoz cezcou miz gvilwd de, hab gij gvilwd swnghvuzcungh haenx wnggai dizcang. Aeu guhhong yietnaiq doxgiethab, dingh seiz hwnq mbonq、guhhong、gwn haeux，baujcwng ninz gaeuq，daeuj baujciz aenndang cangqheiq.

5. Guhbaenz Gyaezmaij Ndei

Aeu guhbaenz gyaezmaij ndei，gaiqcawz gij gyaezmaij mbouj ndei haenx. Moix boux vunz youq ndaw saedceij cungj miz gij gyaezmaij bonjfaenh. Lumjbaenz cizyouz、ep bya、dwk geiz、dwk bej、vehveh、ciengx va、lienh sijsaw daengj. Danghnaeuz mbouj gvaqbouh，cungj dwg doiq ndangcangq mizik.

6. Gwn Caz、Noix Gwn Laeuj、Gaiq Ien

Cit ien、gwn laeuj、gwn caz ciengzseiz dwg gij gyaezmaij bujbienq vunzlai. Gwn caz doiq ndangcangq mizik，daegbied dwg gij cazhwzsu ndaw loegcaz，doiq yawhfuengz bingh simsailwed mizik. Hoeng gwn caeuz gvaqlaeng gwn caz daiq lai，yaek yinxhwnj haeujninz le oknyouh lai cix yingjyangj ninz. Gahfeihyinh ndaw caz miz gij cozyung gikcoi sinzgingh，miz di vunz gwn caznoengz yaek yinxhwnj ninz mbouj ndaek，ndigah gwn caeuz le wngdang baexmienx.

Gwn laeuj cix miz leih miz haih，gij laeujbizciuj、laeujmak（lumjbaenz laeujmakit、laeujva'gveiq）、laeujhaeux（lumj laeujvangzciuj、laeujfunghgangh）hamz ciujcingh liengh daemq haenx，saekseiz hanh liengh gwn，daegbied youq ngoenzciet ngoenzgyaj，ndaej hawj simcingz angqyangz，demcaenh gamjcingz，mbouj miz haihcawq. Ciengzseiz daihliengh ndoet laeujhau couh rox haih daengz ndangcangq，ndaej yinxhwnj dungx fatyienz caeuq binghdaep.

Cit ien dwg miz bak haih mbouj miz saekdi ndeicawq.

7. Naihnit Lienhndang

Daj seizhah hainduj，cugbouh yungh raemxgyoet swiq conghndaeng、swiq naj、swiq fwngz，yienghneix daeuj gemjmbaeu gij sailwed conghndaeng、conghhoz doiq nit sousup fanjwngq，baenzneix daeuj hab'wngq dienheiq bienqvaq. Aeu guh gij dijyuz hozdung bonjfaenh guh ndaej daengz haenx，lumjbaenz gak cungj huhgizcauh、gunghgenhcauh，dwk gienzdaigiz，dwk binghbanghgiuz roxnaeuz yijmauzgiuz daengj.

8. Gangswnghsu Ywbingh

Youq seiz baenz cihgi'gvanjyenz gipsingq roxnaeuz youq geiz cihgi'gvanjyenz menhsingq gipsingq fatbingh, aeu gibseiz genjyungh gangswnghsu habngamj daeuj yw. Youq ndaw segih baenz saidiemheiq lahdawz gipsingq, dingzlai dwg youz giuzgin yinxhwnj. Dajcim cinghmeizsu yienznaeuz mizyauq, hoeng aeu guh naengnoh sawqniemh, yaemsingq cij ndaej ciepsouh ywbingh, mboujyawx gwn gangswnghsu fuengbienh.

Hungzmeizsu dwg gij yw gihbwnj bae yw saidiemheiq lahdawz, de mboujdanh doiq gij sigin aeu yangj mizyauq, caiqlix doiq gij sigin mbwq heiqyangj hix mizyauq. Linghvaih, de doiq cihyenzdij, yihyenzdij lahdawz hix mizyauq. Gij mbouj ndei de dwg gwn gvaqlaeng, ciengzseiz yinxhwnj dungx mbouj onj, mbwq gwn daengj dungxsaej fucozyung, sawj bouxbingh mbouj ndaej naihsouh. Gaenh geij bi daeuj, okyienh hungzmeizsu yienjbienq baenz yw moq miz yaugoj doxdoengz, fucozyung noix, moix ngoenz gwn 1~2 baez, lumjbaenz lozhungzmeizsu（lozlizdwz）, gwzlahmeizsu（gwzlahsenh）, ahcizmeizsu caeuq yw veizlizgyauhnangz cici sinhhungzgangh daengj. Gyoengqde gwn fuengbienh, fucozyung noix, hoeng gyaqcienz haemq bengz, dingzlai aeu daj rogguek cingouj, hanhhaed le gij wngqyungh gyoengqde.

9. Daezsang Gij Menjyizliz Ndangdaej Mbouj Dwg Daegbied

Doengh boux yungzheih baenz dwgliengz roxnaeuz boux youq cihgi'gvanjyenz menhsingq geiz gejrungq, ndaej genjyungh ginmyauz, hwzloz, cihdohdangz, bingjcungj giuzdanbwz, swnghvuz cici caeuq ywdoj, daeuj yawhfuengz geiz gejrungz cienjbaenz geiz gipsingq fatbingh.

（1）Ginmyauz: Gij yizmyauz ndaw guek cauhguh haenx miz yizmyauz ae'ngab caeuq gi'gvanjyenz yungzginsu（genjdanh heuhguh "yungzginsu"）. Yungzginsu dwg yungh sigin ciengzseiz youq saidiemheiq —— gyazhingz lengiuzgin, naihswz sanghgiuzgin, feiyenz sanghgiuzgin caeuq riuzhengzsingq dwgliengz ganjgin roxnaeuz gizyawz sigin cauxbaenz bingh haenx guhbaenz. Gij fuengfap dajcim caeuq yunghliengh dwg baez daih'it 0.1 hauzswngh, gvaqlaeng moix baez cugbouh demgya 0.1~0.2 hauzswngh. Danghnaeuz mbouj miz gij fanjwngq mbouj ndei, ndaej cugbouh demgya daengz 0.5~1.0 hauzswngh, moix aen singhgiz dajcim 1~2 baez, 25~30 baez dwg aen liuzcwngz ndeu. Hab youq seizcou hainduj wngqyungh.

Gij yizmyauz rog guek cauh'ok haenx, hamz miz gij binghdoeg baenz dwgliengz, youq mwh fatseng riuzhengzsingq dwgliengz seiz dajcim, ndaej yawhfuengz baenz riuzhengzsingq dwgliengz.

（2）Hwzloz：Hwzloz dwg gij yw doiq yawhfuengz cihgi'gvanjyenz mehsingq gipsingq fatbingh miz yaugoj haemq ndei haenx. Ndaej dajcim haeuj ndaw noh, moix baez 2～4 hauzswngh, moix aen singhgiz 2 baez, 3～6 ndwen dwg aen liuzcwngz ndeu. Vihliux fuengbienh lwgnyez caeuq bouxlaux sawjyungh, ndaw guek mboengq neix youq cauhguh hwzloz goujfuzyiz, cujyau hamz miz lozdanbwz sujgaijyiz、hwzsonh suijgaijciz、lai cungj anhgihsonh caeuq dengaijciz. Ginggvaq Sanghaij Yihgoh Dayoz Fusuz Wzgoh Yihyen linzcangz niemhcingq, biujmingz cungj yw neix doiq cihgi'gvanjyenz mehsingq caeuq fanfoek saidiemheiq lahdawz gij beijlwd mizyauq de haemq sang. Yunghfap dwg moix baez 10 hauzswngh, moix ngoenz 2 baez, 3 ndwen dwg aen liuzcwngz ndeu.

（3）Cihdohdangz：Cihdohdangz dwg daj gajdah giuzgin、sanghhanz ganjgin、dacangz ganjgin ndawde daezaeu roxnaeuz daj ndaw daibuenz daezaeu cihdohdangz. Moix ngoenz 0.5～1.0 hauzgwz, gek ngoenz roxnaeuz moix ngoenz dajcim haeuj ndangnoh bae, 20 baez dwg aen liuzcwngz ndeu.

（4）Aenfap swjgajgaimyauz naengnoh vehriz：Swjgajgaimyauz（genjdanh heuhguh "swjgaj"）dwg gij gajgaimyauz yawhfuengz binghgezhwz, gyandat daengz 60℃ aen cungdaeuz ndeu mied lix guhbaenz. Naengnoh vehriz ciepndaem, aeu veh byoengq naengnoh hoeng mbouj ok lwed dwg habngamj, moix aen singhgiz 1～2 baez. Gij cozyung yawhfuengz swjgajgaimyauz ciepndaem doiq cihgi'gvanjyenz menhsingq de, cujyau dwg fuengzre roxnaeuz gemjmbaeu dwgliengz cauxbaenz.

（5）Yw menjyiz gikfat：Yw menjyiz gikfat dwg cojsenzmihco, moix ngoenz 3 baez, moix baez 50 hauzgwz, moix 2 aen singhgiz lienzdaemh gwn 3 ngoenz；roxnaeuz aeu siujniuz yunghsensu dajcim haeuj ndaw ndangnoh bae, cungj doiq yawhfuengz cihgigvanjyenz menhsingq gipsingq fatbingh miz itdingh yaugoj.

（6）Vangzgiz：Guekcoj yihyoz nyinhnaeuz, vangzgiz miz gij goengnaengz ik heiq bouj haw、swng yangz dingz hanh、baiz doeg baiz nong daengj, ndaej yungh daeuj yw gyanghwnz doek liengzhanh, ndang hawnyieg dwgliengz daengj bingh, dwg gij yw bouj heiq ndawde ceiq ndei. Yienhdaih yihyoz yenzgiu cingqsaed, cungj yw neix miz gij cozyung dingj binghdoeg caeuq gij goengnaengz diuzcez menjyiz. Cawzliux yungh gij fuengsik cunghyih conzdungj aeu raemx aeuq gwn caixvaih, ndaw guek gaenq daezaeu gij cwngzfwn mizyauq de guhbaenz raemx vangzgiz dajcim, yungh daeuj dajcim ndangnoh roxnaeuz megcingx ndik haeuj. Moix baez 1 ～ 2 ci, ngoenz gwn baez ndeu. Cawzliux doiq cihgi'gvanjyenz menhsingq mizyauq caixvaih, lij miz gij cozyung giengz sim、 gaijndei gij goengnaengz aensim.

10. Cawzbae Gij Binghcauq Menhsingq Gwnz Saidiemheiq

Boux miz gij binghcauq bingh fatyienz fu bizdouyenz menhsingq、 yenhyenz menhsingq, conghhoz fatyienz, benjdauzdij fatyienz, nohheuj fatyienz daengj, wnggai gibseiz daengz wjbizyenhhouzgoh caeuq goujgyanghgoh bae ywbingh. Cawzbae gij binghcauq gwnzneix gangj, doiq fuengzre cihgi'gvanjyenz ngaiznyed mbouj ndei haengjdingh miz yaugoj.

Duenqbingh Cihgi'gvanjyenz Menhsingq

Canghyw gaengawq gijmaz daeuj duenqbingh cihgi'gvanjyenz menhsingq?

Baihnaj gangj gvaq, cijaeu bi ndeu dauqndaw lienzdaemh 3 ndwen （roxnaeuz doxhwnj） miz gij binghyiengh ae myaiz niu、 baenz ae, miz gij ginggvaq laebdaeb baenzbingh 2 bi roxnaeuz 2 bi doxhwnj, caemhcaiq cawzbae gij bingh saidiemheiq menhsingq, couh ndaej duenqbingh dwg cihgi'gvanjyenz menhsingq.

Baenz ae menhsingq mbouj dwg gij binghyiengh boux baenz cihgi'gvanjyenz menhsingq gag miz, lauzbingh、 hozgyawjsaej ae'ngab、 hozgyawjsaej gyahung、 bwt baenz ngaiz、 bwt giet faenx daengj bingh saidiemheiq, cungj ndaej miz gij binghyiengh menhsingq baenzae caeuq ae myaiz; gak cungj binghsimdaeuz fazcanj daengz gij goengnaengz aensim mbouj caezcienz seiz, hix ndaej miz gij binghyiengh ae、 ae myaiz. Ndigah, baengh gwzgvanh gaengawq bae doekdingh cazbingh dwg bietdingh aeu guh.

1. Genjcaz Ndangdaej

Boux baenz cihgi'gvanjyenz menhsingq, genjcaz ndangdaej ndaej cienzbouh cingqciengz （lumjbaenz geizcaeux boux dan'it cihgi'gvanjyenz menhsingq）. Hoeng mbangj boux vunzbingh, canghyw ndaej yungh dinghcinjgi, dingqnyi gij sing vunzbingh youq mwh diemheiq myaiz youq cihgi'gvanj roxnaeuz hozgyawjsaej iq senjnod fat ok haenx, yihyoz fuengmienh heuhguh "lozyaem cumx"; boux baenz cihgi'gvanjyenz ae'ngab menhsingq, canghyw yungh dinghcinjgi ndaej dingqnyi aenvih hozgyawjsaej caeuq hozgyawjsaej iq hwnjgeuq roxnaeuz nemmueg foeg raemx miz mbangj saeklaengz, sawj diemheiq seiz fat ok singdig, yihyoz fuengmienh heuguh "lozyaem hawq" roxnaeuz "singhap ae'ngab". Youq mwh buenx miz bwt heiqfoeg, ndaej yawjraen baihnaj baihlaeng najaek gyahung, gij najaek boux bingh naek haenx okyienh gij yienghceij lumj aendoengj, roq seiz miz gij sing yiengjcumcum, lumj gij sing roq aen gve cug gvaqbouh roxnaeuz lwgbieng, seizhaenx sing diemheiq hix yaek gemjnoix. Luengq ndoksej bienq gvangq, daej bwt doekdaemq.

2. X Sienq Genjcaz

X sienq daeuqyawj roxnaeuz ingjsiengq najaek, youq boux baenz cihgi'gvanjyenz menhsingq geizcaeuz ndaej cienzbouh cingqciengz. Riengz binghcingz fazcanj, youq gwnz mbawsiengq X sienq ndaej raen gij raiz ndaw bwt demlai、bienq co、myoxmyod, yienh'ok baenz diuz roxnaeuz baenz muengx, youq duenhgyang、duenhlaj aenbwt haemq yienhda. Youq buenx miz bwt heiqfoeg seiz, najaek X sienq daeuqrongh cingzdoh demgya, luengq ndoksej bienq gvangq, hwngzgwz doekdaemq, gij fukdoh gwz hozdung gemjnyieg.

3. Genjcaz Goengnaengz Aenbwt

Baenz raq ae haenq、biq myaiz niu dwg gij cujyau biujyienh, seizneix de caeuq genjcaz gij goengnaengz aenbwt cihgi'gvanjyenz menhsingq, ndaej gwzgvanh cinjdeng bae duenqbingh cihgi'gvanjyenz caeuq bwt heiqfoeg dem gij yiemzcungh cingzdoh de. Cihgi'gvanjyenz menhsingq caeuq bwt heiqfoeg doxgyoeb heuhguh "binghbwt saeklaengz menhsingq". Faenbied cungj bingh neix miz itdingh gunnanz. Linghvaih, cihgi'gvanjyenz ae'ngab menhsingq caeuq hozgyawjsaej menhsingq aenvih song cungj bingh neix saiheiq rengzgaz cungj miz demgya mbouj ndaej cienzbouh nyigcienj haenx. Aenbwt gunghnwngzyiz ndaej gamcaek gij goengnaengz doengheiq. Gij cijbyauh goengnaengz doengheiq ceiq ciengz yungh haenx dwg gij soqliengh miux daih'it yungh rengz cuengq heiq. Miux daih'it yungh rengz cuengq heiq gij soqliengh de doekdaemq, byaujsi gij goengnaengz doengheiq deng gazngaih, ndaej dangguh aen gwzgvanh baengzgawq cihgi'gvanjyenz menhsingq caeuq bwt heiqfoeg. Aenbwt gunghnwngzyiz lij ndaej gamcaek ok gij soqliengh heiq canzlw aenbop bwt yungh rengz cuengq heiq haenx, canghyw ciengzseiz aeu gij bijciz heiqcanz/bwt cungjliengh daeuj byaujsi heiqcanz demgya geijlai. Bijciz demgya, byaujsi heiqcanz soqliengh demgya, dwg gij gwzgvanh baengzgawq duenqbingh bwt heiqfoeg. Gij soqliengh heiqcanz yied hung, byaujsi bwt heiqfoeg yied yiemzcungh.

4. Gamqbied Duenqbingh

Youq doekdingh cihgi'gvanjyenz menhsingq gaxgonq lij bietdingh aeu baizcawz aiq miz gij bingh ae menhsingq, lauzbingh ae myaiz, hozgyawjsaej gya'gvangq, hozgyawjsaej ae'ngab, bwt giet faenx caeuq bwt baenz ngaiz.

(1) Lauzbingh: Gaenh geij bi daeuj, gij nienzgeij baenz lauzbingh miz aen seiqdaeuz yiengq nienzlaux fazcanj. Bouxlaux baenz lauzbingh gij binghyiengh fatndat, ok hanh, ndang byom daengj mbouj mingzyienj, gij binghyiengh ae, ae myaiz yungzheih caeuq cihgi'gvanjyenz doxgyaux. Hoeng cijaeu naemj daengz aiq dwg baenz cungj bingh neix, guh X sienq aek daeuqyawj roxnaeuz ingj najaek X sienq, haeujsim byaibwt binghcauq gezhwz ciengzseiz okyienh, caeuq caz raemxmyaiz yawj dwg mbouj dwg miz gezhwzgin, couh ndaej doekdingh miz mbouj miz lauzbingh.

(2) Hozgyawjsaej gya'gvangq: Ndaej caeuq cihgi'gvanjyenz menhsingq caezyouq. Boux baenz cungj bingh neix ciengz ae ok daihliengh myaiznong roxnaeuz fanfoek okyienh ae lwed, saekseiz ndaej raen lwgfwngz, lwgdin baenz yiengh bongz lumj gyong. X sienq najaek youq aenbwt cungqgyang, baihlaj, ciengz yienh'ok yiengh rongzrwi lai giz daeuqrongh, mbouj nanz caeuq gij cihgi'gvanjyenz menhsingq faenbied. Mwh miz bizyau, dawz denjyouz coq haeuj ndaw hozgyongx bae guh cihgi'gvanj cauhyingj, ndaej cinjdeng duenhdingh.

(3) Hozgyawjsaej ae'ngab: Hozgyawjsaej ae'ngab denjhingz ciengzseiz miz gij daegdiemj fatbingh ae'ngab caeuq singhap heiqfoeg, haethaemh fatbingh haemq ciengz raen caemhcaiq haenqrem, mbouj nanz caeuq cihgi'gvanjyenz menhsingq doxgamqbied. Hoeng gaenh geij bi daeuj, bouxlaux baenz cihgi'gvanj ae'ngab menhsingq hix gig ciengz raen, gij cujyau biujyienh dwg mbangj bouxbingh gyanghwnz baenzraq ae haenqrem, biq myaizniu, seizneix de caeuq cihgi'gvanjyenz menhsingq faenbied miz itdingh

nanzdoh. Linghvaih, cigi'gvanjyenz saekseiz ae'ngab menhsingq caeuq cihgi'gvanjyenz ae'ngab menhsingq gyoebfat cihgi'gvanjyenz gambied hwnjdaeuj mizseiz hix miz gunnanz, mwhneix couh aeu daengz yihyen hung diemheiq conhyez mwnzcinj bae yawjbingh, doekdingh duenqbingh, ciepsouh ywbingh habdangq.

(4) Bwt baenz ngaiz: Bouxsai bwt baenz ngaiz dwg aenvih ciengzgeiz cit ien yinxhwnj, hoeng mehbwk bwt baenz ngaiz dingzlai dwg aenvih beidung cit ien (couhdwg suphaeuj "ien ngeihsouj") roxnaeuz gyaranz aeu aen saeuq dawz meizdanq guh yienzliuh cawj ngaiz, cauj byaek caeuq byoq feiz seiz, gij youzgwn ndat gvaqbouh haenx mizok hoenzmok cauxbaenz. Gij binghhyiengh geizcaeuz bwt baenz ngaiz haemq noix, saeklaeuq okyienh binghhyiengh, lumjbaenz ae、ndang byom, ciengzseiz gaenq saetbae seizgei yw ndei gij binghgoek. Bouxlaux sawqmwh baenzae, ae gij myaiz daiq di seilwed haenx, aeu singjgaeh gij yungyiemj bwt baenz ngaiz, ganjgip bae yihyen guh ciengzsaeq genjcaz. Gij vunz baenz cihgi'gvanjyenz menhsingq haenx engq yungzheih bwt baenz ngaiz. Bwt baenz ngaiz deng saek roxnaeuz apbik hozgyawjsaej seiz, ndaej yinxhwnj feiyenz saeklaengz. Youq caemh gizdieg ndeu fanfoek okyienh feiyenz seiz, wnggai singjgaeh miz bwt baenz ngaiz. Cinjdeng duenhdingh bwt baenz ngaiz baengh najaek X sienq genjcaz, CT (gisongih duenhcaengz)、hwzswzgungcin genjcaz, caeuq ndaw raemxmyaiz ra ngaiz sibauh. Vihliux geizcaeux fatyienh bwt baenz ngaiz, fanzdwg boux 40 bi cit ien haenx, wnggai moix bi dinghgeiz genjcaz raemxmyaiz miz mbouj miz ngaiz sibauh, caemhcaiq guh X sienq najaek genjcaz.

(5) Bwt giet faenx: Cazbingh bwt giet faenx bietdingh guh gij hong ginggvaq ciengzseiz caeuq faenx ciepcuk, lumjbaenz boux vunzhong youq laj cingj guh hong meizgvang、sizmenzcangj、menzfangjcangj. Najaek X sienq haengjdingh miz gyaciz bangbouj duenqbingh.

5. Loihhingz Cihgi'gvanjyenz Menhsingq

Canghyw neigoh dawz cihgi'gvanjyenz menhsingq faen baenz song cungj loihhingz: Boux cij miz gij binghhyiengh ae、ae myaiz haenx heuhguh "dan'it cihgi'gvanjyenz"; cawz ae caeuq ae myaiz caixvaih, lij miz gij binghhyiengh ae'ngab dem, heuhguh "cihgi'gvanjyenz ae'ngab menhsingq". Song yiengh ndaej dox cienjvaq. Itbuen daeuj gangj, yiengh ae'ngab beij yiengh dan'it yiemzcungh, ywbingh hix hojnanz di. Cihgi'gvanjyenz ae'ngab menhsingq fazcanj daengz bwt heiqfoeg、binghsimbwt menhsingq soj aeuyungh seizgan dinj gvaq dan'it cihgi'gvanjyenz menhsingq. Boux baenz cihgi'gvanjyenz menhsingq youq aen geiqciet dienheiq raeujrub, cijmiz ae、ae myaizniu saekhau. Canghyw genjcaz najaek bouxbingh seiz, aiq dingqnyi daej bwt miz di lozyaem, roxnaeuz mbouj ndaej fatyienh gij daejcwng mbouj doengz bingzciengz. Aen duenhmbaek neix heuhguh geiz gejrungq cihgi'gvanjyenz menhsingq. Geiz gejrungq itbuen mbouj yungh guh gang'yenz ywbingh, cij gwn gij ywdoj habbaenz dingz ae siu myaiz couh ndaej lo. Hoeng mwh dienheiq fwtbienq roxnaeuz youq aen geiqciet nitgyaengj haenx, boux baenz bingh cihgi'gvanjyenz menhsingq ciengzseiz aenvih dwgliengz roxnaeuz saidiemheiq lahdawz mbouj ndaej gibseiz gamhanh, banhraih daengz laj saidiemheiq, raemxmyaiz youz myaizniu hau cienj baenz myaiznong raemx niu saekhenj roxnaeuz myaiz nong, gij lozyaem ndaw bwt demlai, gij ndangraeuj bouxbingh swng sang, bwzsibauh demlai. Aen seizgeiz neix heuhguh geiz fatbingh gipsingq cihgi'gvanjyenz menhsingq. Youq aen seizgeiz neix, couh aeu yungh gangswnghsu daeuj gaemhanh bingh fatyienz lo. Fanfoek fatbingh gipsingq, couh yungzheih fazcanj baenz bwt heiqfoeg, doeklaeng yienjbienq baenz binghsimbwt menhsingq.

Vihneix, boux baenz cihgi'gvanjyenz menhsingq haenx fuengzre caeuq gibseiz yw ndei geiz fatbingh gipsingq, dwg aen yinvu youqgaenj canghyw, hix dwg gij cosih youqgaenj ngaiznyed gij bingh yiengq bwt heiqfoeg、binghsimbwt fazcanj.

Yw Gij Bingh Cihgi'gvanjyenz Menhsingq

Gij yenzcwz ywbingh cihgi'gvanjyenz menhsingq, dwg cimdoiq gij goekbingh mbouj doengz, siucawz gij yinhsu yaeuhfat、fukfat, ciuq aen yenzcwz yw bingh bietdingh aeu yw goek, gejcawz gij yienzaen baenzbingh, dabdaengz gij muzdiz yw binghgoek. Danghnaeuz dwg boux cit ien, wnggai sien gaiq ien; danghnaeuz caeuq gij hong mizgven, couh wnggai gaijndei gij diuzgen guhhong, gyagiengz lauzdung baujhoh roxnaeuz gaijvuenh gunghcungj; caeuq gominj mizgven, couh wnggai baexmienx cauxbaenz goekgominj roxnaeuz guh duet gominj ywbingh daengj.

Bingh cihgi'gvanjyenz menhsingq faen baenz geiz gippsingq fatbingh caeuq geiz gejrungq, ywbingh wnggai ciuq aen yenzcwz gip couh yw byai、 menh couh yw goek. Youq mwh fatbingh gipsingq, wngdang aeu gaemhanh lahdawz guhcawj; geiz gejrungq linzcangz couh wnggai rex cingq maenh goek, yawhfuengz baenz bingh dwgliengz, fuengzre fukfat, dabdaengz gij muzdiz fukcangq.

1. Wngqyungh Gangswnghsu Habcik

Bingh cihgi'gvanjyenz menhsingq ciengzseiz aenvih dwgliengz、 saidiemheiq lahdawz yaeuhfat baenz gipsingq fatbingh, ae、 ae'ngab gyanaek, myaiz demlai, caemhcaiq yienh'ok myaiznong dem. Bouxbingh cungnienz bouxcoz dingzlai miz gij binghyiengh ndangraeuj swng sang, hoeng doiq bouxbingh nienzlaux haenx, cix dan dwg buenqsoq baedauq miz fatndat caeuq bwzsibauh. Gij veizswnghvuz cauxbaenz gipsingq fatbingh, geizcaeux ndaej youz binghdoeg cauxbaenz, riengzlaeng ciepfat sigin lahdawz. Ndaw sigin ciengzseiz raen dwg gij sigin aeu heiqyangj ciemq dingzlai, hoeng hix miz sigin mwq heiqyangj. Gij saidiemheiq lahdawz youq rog yihyen, aeu giuzgin ciemq dingzlai, hoeng gij saidiemheiq lahdawz ndaw yihyen, dingzlai dwg ganjgin cauxbaenz. Gij gezhwz ganjgin caeuq ginhdonzgin ndaw sigin, dan faenbied doiq gij yw dingjgezhwz caeuq yw hungmeizsu、 lifuzbingz ywbingh mizyauq. Cawz binghdoeg、 sigin caixvaih, lij miz nonnengz、 lizgwzswdij、 yihyenzdij caeuq cinhgin daengj, hix ndaej yinxhwnj cihgi'gvanjyenz caeuq aenbwt lahdawz.

Cimdoiq gij ganjgin ndaw yihyen lahdawz, miz gingda meizsu、 gajnaz meizsu、 dingh'anhgajnaz meizsu caeuq dojbu meizsu daengj anhgihdangzganh loih. Gij doeg fucozyung caemh miz cungj yw neix dwg rwzdoegsingq (dingqlig gemjdoiq) caeuq makdoegsingq (nyouhdanbwz caeuq goengnaeng aenmak gemjdoiq), ndigah mbouj hab ciengzgeiz yungh, wngqyungh seiz aeu haeujsim dingqlig caeuq dinghgeiz genjcaz nyouh.

Daih daihsam douzbauh ginsu, lumjbaenz senhfunghbiz、 lozsifwnh caeuq fuzdazyinh daengj, doiq ganjgin lahdawz yaugoj ndei, hoeng yungzheih yinxhwnj dauqcungz lahdawz, lumjbaenz muegsingq cangzyenz gyaj、 cinhgin lahdawz, caemhcaiq gyaqcienz bengz. Daih daihsam gveiznozdungzloih dwg gveiznozdungz daiq fuzyenzswj, lumjbaenz vanzbingj fuzbaisonh（ciengz yungh gij canjbinj Yindu sizfuzvanh）caeuq fuzcinzsonh （dailizbizdoj Yizbwnj cauhguh caeuq aufuzsingh guek raeuz cauhguh），cungj miz gij yaugoj ywbingh ndei.

　　Ywbingh ceiq gunnanz dwg loegnong ganjgin lahdawz，dingzlai aeu yungh douzbauh ginsu daih daihsam，lumjbaenz fuzdazyinh daengj caeuq dingh'anhgajnaz meizsu dem dojbu meizsu gij yw anhgihdangzganh loih daeuj yw.

2. Siu Myaiz

　　Vihliux baexmienx myaiz bienq gwd youh nanz ae okdaeuj，itdingh aeu lai gwn raemx. Yungh gij fuengfap siu cumx caeuq yungh supmok bae yw， doiq cawz myaiz miz bangcoh，caemhcaiq demgya gij yw dingj lahdawz youq ndaw hozgyawjsaej bienq noengz. Heiqfwi ndat suphaeuj ciengz yungh haenx，aenvih raemxfwi naed hung，caekmok dingzlai caemyaemz youq ndaw bak，mbouj yungzheih haeuj daengz ndaw hozgyawjsaej，ndigah dandan youq gwnz nemmueg saidiemheiq miz gij cozyung siuyienz caeuq cawz myaiz. Cungj vuvagi byoqset aeu heiqyangj dangguh doenghlig haenx ceiq ciengz yungh. Ndaej dawz 3% raemxgyu、2%～4% dansonhginghnaz suphaeuj saiheiq，sawj myaizniu bienqbaenz raemx yungzheih ae ok. Yungh cauhsingh vuvagi，ndaej mizok naed heiqmok maeddoh sang yinzrwd haenx， faenbouh ndaej dabdaengz saiheiq satbyai. Hoeng gij seizgan moix baez wngqyungh mbouj hab mauhgvaq 15 faen cung，mienx ndaej yinxhwnj saiheiq bienq cumx gvaqbouh，roxnaeuz hozgyawjsaej hwnjgeuq，cix cauxbaenz diemheiq gunnanz. Gij yw cawz myaiz ndaej yungh yenzsonh'anhsiusu、N-yizsenhban'gvangh'anhsonh、sozgyazswhdanj，hix ndaej yungh bizgwzbingz caeuq gij yw daih daihngeih mozgojgwzbingz，roxnaeuz ywhabbaenz ywdoj cawz myaiz binjcungj laidaih haenx.

3. Dingz Ae'ngab

　　Gij yw dingz ae'ngab dwg gij yw gejsoeng roxnaeuz siucawz gij binghyiengh ae'ngab binghdiemheiq hidungj cauxbaenz haenx. Ae'ngab cujyau dwg aenvih saiheiq bingzvazgih hwnjgeuq、saiheiq sendij iemqok saenqhwnj、nemmueg foegraemx，cauxbaenz saiheiq iq saeklaengz. Vihneix，yenzgiu gij yw dingz ae'ngab gaenq yiengq gij goengnaengz dingj gominj、dingjfatyienz、dingjdanjgenj daengj lai aen hothoh fazcanj.

　　Seizneix gij yw dingz ae'ngab gyoengq canghyw yungh haenx，cawz yungh gij yw hozgyawjsaej gya'gvangq caixvaih, lij okyienh mbouj noix yw dingz ae'ngab yienghmoq.

(1) Yw β soudij gikdoengh: Gij yw dingz ae'ngab ceiq ciengz yungh caemhcaiq mizyauq haenx, dwg gij yw β sinsangsensu soudij gikdoengh (genjdanh heuhguh yw β soudij gikdoengh), de faen baenz β₁、β₂ yw soudij gikdoengh song cungj. Gij yw dingz ae'ngab cujyau dwg β₂ yw soudij gikdoengh.

Gij yw mok dingz heiq ae'ngab ciengz yungh (yibingj sinsangsensu), aenvih de doiq β₁、β₂ soudij cungj miz gij cozyung saenqhwnj, ndigah danghnaeuz wngqyungh soqliengh gvaqbouh, aiq fatseng simlwd mbouj cingqciengz yiemzcungh, engqlij fwtdai, ndigah gaenq deng mbangj di yw moq dingjlawh.

(2) Gij yw dingz ae'ngab cazgenj loih: Gij ceiq ciengz yungh de dwg anhcazgenj, de doiq saiheiq bingzvazgih miz gij cozyung cigsoh soengrwnh haemq giengz, wngqyungh yw liengh noix miz gij cozyung dingjfatyienz, de lij coicaenh senhmauz saiheiq yindung, doiq gaijndei gij goengnaengz doeng heiq mizleih; demgiengz gij rengzsousuk gwzgih, doiq gaijndei gij goengnaengz diemheiq miz bangcoh. Gij mbouj ndei cungj yw neix dwg mbangj giz dokcoi hung, gwn le aiq yinxhwnj dungxfan、rueg, ndigah ceiqndei youq gwn ngaiz gvaqlaeng gwn roxnaeuz gwn cangzyungzben. Gij yw suhfuzmeij cuengq gij rengzyw haemq menh gwnz hawciengz yungh haenx, moix naed yw hamz anhcazgenj 300 hauzgwz, ndaej moix ngoenz gwn 2 baez, moix baez 2 naed; roxnaeuz moix naed hamz 600 hauzgwz, moix ngoenz gwn baez ndeu, moix baez naed ndeu. Ywlwed noengzdoh fubfab iq, ndaej veizciz lwed noengzdoh onjdingh mizyauq. Mwh dajcim haeuj ndaw noh, itdingh aeu gya di mbangj giz ywmazmaez (lumjbaenz 2% bujlujgajyinh 2 hauzswngh) daeuj gemjnoix indot. Mwh dajcim megcingx, aeu yungh ywraemx buzdauzdangz heuz saw, dajcim suzdu hab menh, mienxndaej fatseng simlwd mbouj cingqciengz、hezyaz sawqmwh doekdaemq、gingmaez daengj gij fanjwngq yiemzcungh haenx.

(3) Gij yw dingjdanjgenj: Aenvih boux baenz ae'ngab ciengzseiz miz gij yienhsiengq sinzgingh goengnaengz saenqhwnj mbouj cingqciengz, wnggai yungh gij yw dingjdanjgenj daeuj laengzlanz gij bingh sinzgingh fanjsehuz

mbouj cingqciengz, ndaej sou daengz gij cozyung dingz ae'ngab. Gij ywdoj guek raeuz yezsinh heiqmok、yibingjdozsiuanh、swzdozsiuanh couhdwg gij yw dingjdanjgenj mizyauq haenx.

(4) Gij yw dangz bizciz gizsu: Dangz bizciz gizsu miz gij cozyung dingz ae'ngab ndei, hoeng hix miz fucozyung yiemzcungh. Gij gihci mizyauq de baudaengz gij cozyung dingj fatyienz, daj neix daeuj gejsoeng mbangj giz saiheiq fatyienz, gaijndei gij goengnaengz doengheiq; lij miz gij cozyung dingj gominj caeuq demgiengz saiheiq caeuq sinsangsen soudij fanjwngq daengj. Hoeng ciengzgeiz daihliengh yungh yw, yaek sawj bwnndang demlai, okyienh baeznengz、hezyaz swng sang、biz cohsim、ndok bienq soeng、binghnyouhdangz caeuq ndokgoekga noix lwed vaihdai daengj.

Vihliux gemjnoix ciengzgeiz yungh yw yinxhwnj gij fucozyung gwnzneix gangj haenx, gaenh geij bi daeuj, cawjcieng yungh gij fuengfap suphaeuj heiqmok caeuq suphaeuj mba daengj yungh yw sawj mbangj giz cozyung demgiengz haenx, doiq dingz ae'ngab miz yaugoj ndei, youq gij soqliengh habngamj ywbingh ndawde, ca mbouj lai daengx ndang mbouj miz fucozyung. Gij fucozyung mbangj giz ciengz raen haenx miz baezbakhanq caeuq singhoz hep. Danghnaeuz youq moix baez sup yw gvaqlaeng riengx bak, riengx bae gij yw canzlouz youq ndaw conghhoz, ndaej gemjnoix gij beijlwd fatseng fucozyung. Hoeng yungh gij yw suphaeuj daeuj ywbingh yaek miz yaugoj aeu sai seizgan haemq nanz, ndigah hainduj seiz hab caeuq yw β2 soudij gikdoengh caez yungh.

Gij gizsu suphaeuj ciengz yungh de, miz yw mba suphaeuj sahmeijdwzloz disungh、yw mba suphaeuj budinaidwz fuzmozdwzloz.

Lingh cungj yw heiqmok gizsu dwg budihsungh (*Budesonide*), dwg cungj dangz bizciz gizsu mbangj giz yungh mbouj hamz lujsu. Yungh yw heiqmok seiz, canghyw itdingh aeu son boux vunzbingh rox gij fuengfap sawjyungh cingqdeng: Sien daengq bouxbingh diemheiq laeg, yienzhaeuh yungh rengz sup heiq, youq mwh sup heiq naenx aen haigvan yw heiqmok, hawj gij yw riengz sup heiq haeuj saiheiq giz laeg bae. Lwgnyez ciengzseiz mbouj yungzheih gaemdawz gij fuengfap cingqdeng, mizseiz youq mwh cuengq heiq naenx aen haigvan yw heiqmok, sawj gij yw byoq okdaeuj roxnaeuz louz youq ndaw bak.

Cieng Daih 3
Feiyenzsing Binghsimdaeuz

Binghsimdaeuz Dwg Bing Hidungj Diemheiq Roxnaeuz Dwg Bingh Simsailwed

Aen vwndiz neix gig nanz hoizdap. Aenvih binghbwtsim gawq ciemqhaih daengz aenbwt, hix ciemqhaih daengz simdaeuz. Gij cienzmingz binghbwtsim, wnggai heuhguh "feiyenzsing binghsimdaeuz", faen baenz gipsingq caeuq menhsingq song loih.

Binghbwtsim gipsingq youq ndaw guek mbouj lai raen geijlai, de dwg aenvih gij cujgan megdoengh aenbwt caeuq gij faennga hung de deng lwed saek, ngaiz saek, heiq saek roxnaeuz raemxyiengz daengj dimzsaek, cauxbaenz gij atlig doenghmeg aenbwt sawqmwh swng sang, gij rapdawz laeng simgvaz gya haenq, simgvaz gya'gvangq cix cauxbaenz simgvaz sainyieg gipsingq. Danghnaeuz giz deng dimzsaek hungloet, cienzbouh dimzsaek doenghmeg cujgan aenbwt, couh aiq fatseng fwtdai. Cungj binghbwtsim neix, cienzbouh gvihaeuj gij bingh simsailwed. Danghnaeuz duenqbingh gibseiz, couh aeu gaenjgip guh gij soujsuz cawzbae giz dimzsaek, roxnaeuz "yungz giz dimzsaek" bae ywbingh.

Gij yienzaen baenz binghbwtsim menhsingq gig lai, gij ceiq cujyau de dwg gij binghbwt dimzsaek menhsingq. Gij binghbwt menhsingq wnq, lumjbaenz hozgyawjsaej ae'ngab, hozgyawjsaej gya'gvangq, lauzbingh menhsingq senhveiz bienq hoengq, bwt giet faenx, caeuq aen bwt bienq senhveiz dem bakaek bienq gvangq mbouj cingqciengz youz binghbwt gyuemluemz gencising yinxhwnj haenx. Biz gvaqbouh ndaej sawj gij goengnaengz aenbwt bienq nyieg, engqlij sainyieg, baenz gij binghlwed noix heiqyangj, couh yaek cauxbaenz gij rengzlaengz sailwed aenbwt noix heiqyangj demgya, hix aiq yinxhwnj binghbwtsim menhsingq. Linghvaih, gij bingh aen hidungj cunghsuh sinzgingh caeuq sinzgingh ndangnoh, lumjbaenz gij binghnaek ndangnoh mbouj miz rengz、binghcunghab ninz seiz diemheiq camhdingz、noh diemheiq mbouj miz rengz roxnaeuz mazmwnh aenvih ndokngviz fatyienz yinxhwnj, cungj yaek yinxhwnj gij goengnaengz diemheiq mbouj caezcienz, hix ndaej cauxbaenz binghlwed noix heiqyangj, doeklaeng ndaej yinxhwnj binghbwtsim menhsingq. Gij lwed saek、dimzsaek doenghmeg aenbwt fanfoek fatseng haenx, gij doenghmeg aenbwt atlig swng sang yienzfatsingq yienzaen mbouj cingcuj haenx hix ndaej yinxhwnj binghbwtsim menhsingq. Hoeng daih dingzlai binghbwtsim menhsingq (genjdanh heuhguh "binghbwtsim"), dwg aenvih gij binghmenhsingq aenbwt, daegbied dwg cihgi'gvanjyenz menhsingq、bwtheiqfoeg cauxbaenz. Cawz siujsoq binghbwtsim doenghmeg aenbwt binghbienq yinxhwnj haenx gvihaeuj gij bingh aen hidungj simsailwed caixvaih, daih dingzlai binghbwtsim cungj gvihaeuj gij bingh hidungj diemheiq menhsingq.

Daj Cihgi'gvanjyenz Menhsingq Daengz Binghbwtsim

Gaenxmaenx yungh gij fuengfap cunghyih sihyih giethab bae fuengzceih cihgi'gvanjyenz menhsingq, hoeng lumjnaeuz cijndaej ngaiznguh binghbienq fazcanj, cix mbouj ndaej satdingz binghbienq laebdaeb fazcanj roengzbae. Gij swhliu Huznanz Yihgoh Dayoz Fusu Yihyen yienh'ok, boux baenz cihgi'gvanjyenz menhsingq genhciz ywbingh 7 bi haenx, gvaq 7 bi le fazcanj baenz binghbwtsim ciemq 14%; hoeng bouxbingh dingzduenh roxnaeuz daengx yw bingh haenx, 7 bi gvaqlaeng fazcanj baenz binghbwtsim, ciemq 26%.

Daj okyienh gij binghyiengh binghbwtsim, daengz gij goengnaengz sim bwt sainyieg, gij seizgan de raez dinj mbouj doengz. Gaengawq faensik gij gezgoj linzcangz swhliu daengx guek gaenh 7 fanh laeh youqyen binghbwtsim yienh'ok, bouxbingh dingz doxhwnj dwg 6～15 bi, 20 bi doxhwnj ciemq 12%. Cwngmingz daj binghyiengh okyienh daengz gij goengnaengz simbwt sainyieg, yaekaeu seizgan haemq nanz. Vihneix, gaenxmaenx bae yw cihgi'gvanjyenz menhsingq, dajneix daeuj ngaiznguh binghbienq fazcanj, baenzneix daeuj haeddingz roxnaeuz ngaiznguh fatseng gij goengnaengz simbwt bienq nyieg, saedcaih youqgaenj.

Gij Cingzgvang Baenz Binghbwtsim

Binghbwtsim dwg gij bingh lai raen、bingh ciengz raen guek raeuz, daegbied youq lajmbanj baihbaek，dwg aen cujyau yienzaen dai bae. Youq 20 sigij 70 nienzdaih，gij beijlwd baenzbingh bingzyaenz daihgaiq dwg 0.48%，couhdwg moix it cien boux vunzhung ndawde，daihgaiq miz 5 boux baenz binghbwtsim.

Gij beijlwd baenz binghbwtsim dwg gaenriengz nienzgeij bienq laux cix dem sang. Gaengawq gij linzcangz swhliu daengx guek daihgaiq 7 fanh lai boux youqyen binghbwtsim bae faensik yienh'ok，gij nienzgeij vunzbingh youq 51 bi doxhwnj haemq lai，ciemq 75%. Gij linzcangz swhliu boux baenz binghbwtsim ranghdieg Baekging faensik，60~65 bi ceiq lai，ciemq 19%，56~60 bi daihngeih，ciemq 18%. Daj neix yawj ndaej raen，cungj bingh neix dwg gij bingh lai fatbingh、gij bingh ciengzseiz raen mwh cungnienz caeuq vunzlaux.

Gij beijlwd baenz binghbwtsim caeuq guh gij hong cengca yienhda. Itbuen daeuj gangj，gunghyinz lai gvaq nungzminz，hoeng nungzminz youh lai gvaq itbuenz bouxvunz ndaw singz. Gij vunz youq ndaw vanzging faenx lai、yw vayoz lai、uqlah youqgaenj guhhong haenx，gij beijlwd baenz cihgi'gvanjyenz menhsingq caeuq binghbwtsim cungj haemq sang.

Cit ien caeuq baenz binghbwtsim miz gvanhaeh mingzyienj. Gij beijlwd baenz lauzbingh boux cit ien mingzyienj sang gvaq boux mbouj cit ien，caemhcaiq caeuq ienlingz、gij soqliengh moix ngoenz cit ien maedcaed doxgven.

Gyanghsuh Swngj Cangzcouh Si diucaz yienh'ok，boux cit ien baenz binghbwtsim gij beijlwd de dwg 9.1%，hoeng boux mbouj cit ien ngamq dwg 0.9%，ca 10 boix. Boux moix ngoenz cit ien 10~20 diuz，gij beijlwd baenzbingh dwg 3.6%，beij 1.7% doenghboux moix ngoenz cit ien 10 diuz doxroengz sang 2 boix lai.

Miz mbangj vunz nyinhnaeuz，gvanhsinhbing dwg "bingh vunzfouq"，hoeng binghbwtsim dwg "bingh vunzgungz"，gij vah neix yienznaeuz mbouj deng caez，hoeng hix miz di dauhleix. Aenvih yingzyangj gvaqbouh yinxhwnj bienq biz，lwed danjgucunz hix dem sang，doengh gijneix dwg gij yinhsu yungyiemj gvanhsinhbing. Hoeng gij yingzyangj vunzgungz mbouj ndei, cauxbaenz menjyizliz doekdaemq; youh aenvih ginghci naengzlig yaez、 gij diuzgen gwndaenj yaez, mwh baenz cihgi'gvanjyenz gipsingq, mbouj ndaej gibseiz yw bingh, binghcingz yungzheih banhlah fazcanj baenz cihgi'gvanjyenz menhsingq, gij beijlwd baenz binghbwtsim swhyienz yaek riengz dem sang. Hoeng gvanhsinhbing caeuq binghbwtsim miz gij yinhsu yungyiemj doxdoengz, lumjbaenz nienzgeij laux caeuq cit ien, sawj gij beijlwd baenz song cungj bingh neix cungj demlai. Ndigah, binghbwtsim buenxfat gvanhsinhbing couh mbouj noix raen. Ndaw guek linzcangz duenqbingh song cungj bingh doengzcaez mizyouq haenx ciemq 15% ～ 20% baedauq, hoeng youq ndaw swhliu binghleix gaijbouj, fatyienh song cungj bingh caezyouq lij lai sang di.

Dienheiq caeuq deihseiq gaen baenz binghbwtsim miz gvanhaeh mingzyienj. Baenz binghbwtsim gipsingq caeuq mbwn nit miz gvanhaeh, lai fatseng youq seizdoeng. Deihseiq yied sang, dohraeuj yied daemq, dohraeuj cengca yied hung, gij beijlwd baenz binghbwtsim yied sang.

Noix Heiqyangj Doiq Gak Aen Gi'gvanh Miz Maz Yingjyangj

1. Doiq Diemheiq Miz Maz Yingjyangj

Noix heiqyangj cujyau doenggvaq gij fanjse cozyung doenghmegdou aenhoz caeuq cawjdoenghmeg vayoz ganjsougi daeuj gikcoi doengheiq, sawj diemheiq gyavaiq.

2. Doiq Hidungj Simsailwed Miz Maz Yingjyangj

Noix heiqyangj ndaej sawj simlwd caeuq aensim buekdoengh dem lai, hezyaz swng sang. Noix heiqyangj yinxhwnj rengzlaengz sinzvanz aenbwt dem sang, youq gwnz aen giekdaej neix, aensim buekdoengh demlai, hawj diuzrap simgvaz engqgya naekcaem. Nohsim doiq noix heiqyangj gig minjganj, ndaej hawj sinhdenduz gwnzde yienh'ok gaijbienq baenz noix lwed caeuq gak cungj simlwd mbouj cingqciengz.

3. Doiq Hidungj Cauh Lwed Miz Maz Yingjyangj

Noix heiqyangj menhsingq ndaej coisawj aen hidungj cauh lwed bienq hoengh, sawj hungzsibauh caeuq hezhungz danbwz demlai, mizok "binghlwed hezhungz danbwz sang". Gij vunz baenz binghbwtsim menhsingq guek raeuz daih dingzlai mbouj siengj gwn, suphaeuj yezlieng caeuq gij yienzliuh cauh lwed mbouj gaeuq. Gizsaed doenghboux baenz binghlwed buenx miz hezhungz danbwz sang haenx mbouj daengz buenq soq. Gij soqliengh hezhungz danbwz caeuq hungzsibauh dingzlai boux baenz binghbwtsim cix mbouj gya sang, siujsoq bouxbingh lij aiq okyienh lwedhaw. Seiz baenz binghbwtsim gipsingq, daegbied dwg boux binghnaek, gij soqliengh hezsiujbanj de daih dingzlai gemjnoix, binghcingz yied naek, gemj daemq yied mingzyienj. Gaenriengz binghcingz bienq ndei, gij soq hezsiujbanj cugciemh fukcangq.

4. Doiq Cunghsuh Sinzgingh Hidungj Miz Maz Yingjyangj

Aen cunghsuh sinzgingh hidungj doiq noix heiqyangj gig minjganj, daegbied dwg bizciz sinzginghyenz ceiq minjganj. Noix heiqyangj yaek sawj sailwed ndaw uk gya'gvangq, gij cujciz aen'uk baenz foegraemx, sawj atlig ndaw uk swng sang.

5. Doiq Goengnaengz Aendaep、Aenmak Miz Maz Yingjyangj

Noix heiqyangj ndaej yinxhwnj aendaep sonjsieng, sawj guzbingj conjanhmeiz swng sang. Mwh lwedyangj doenghmeg faen'at daemq gvaq 5.33 cenhba, gij soqliengh lwedlae aenmak gemjnoix, okyienh goengnaengzsingq aenmak sonjsieng, ndaw nyouh okyienh danbwz, gij soqliengh niusudan caeuq gihhanh hix dem sang.

Wyangjvadan Cwklouz Doiq Gak Aen Gi'gvanh Miz Maz Yingjyangj

1. Doiq Hidungj Diemheiq Miz Maz Yingjyangj

Wyangjvadan dwg cungj doxgaiq gikcoi diemheiq gig miz rengz ndeu, hoeng mwh soqliengh gvaqbouh cix miz cozyung doxfanj. Gij heiq suphaeuj bouxndangcangq ndawde gij noengzdoh wyangjvadan dwg 9% seiz, gij soqliengh doengheiq beij caemdingh seiz lai 10 boix roxnaeuz engq lai; hoeng daengz 30% seiz, gij soqliengh doengheiq ca mbouj geijlai dauqma daengz aen suijbingz yienzlaiz. Daengz 40% seiz, doengheiq couh caenh'itbouh deng hanhhaed.

2. Doiq Hidungj Simsailwed Miz Maz Yingjyangj

Gij heiq suphaeuj ndawde gij noengzdoh wyangjvadan demlai, ndaej sawj simlwd gyavaiq、aensim buekdoengh demlai、hezyaz swng sang、megbuekdoeng demvaiq. Lwed doenghmeg wyangjvadan faen'at gya sang, ndaej sawj sailwed mbe'gvangq, ndawde dwg sailwed bwnsaeq caeuq megcingx ceiq mingzyienj. Bingzciengz boux simlig doekbaih haenx genga lai liengz, hoeng boux baenz binghbwtsim simlig doekbaih seiz, genga cix raeujrub、sailwed gya'gvangq, aenndang hanh conh. Wyangjvadan cwklouz, hix ndaej coicaenh baenz simlwd mbouj cingqciengz.

3. Doiq Cunghsuh Sinzgingh Hidungj Miz Maz Yingjyangj

Wyangjvadan doiq cunghsuh sinzgingh hidungj gij yingjyangj de ndaej faenbaenz 3 aen duenhmbaek. Hainduj, wyangjvadan cigciep naenxhaed gij bizciz aen'uk, sawj bizciz hwnghwnj doekdaemq; riengz dwk gij noengzdoh wyangjvadan demgya, caengzlaj bizciz gikcoi gyagiengz, ganciep yinxhwnj bizciz hwnghwnj, neix dwg aen duenhmbaek daihngeih; doeksat, wyangjvadan noengzdoh engq sang naenxhaed caengznaeng baihlaj, sawj ndangdaej cienzbouh cawqyouq cungj cangdai fizmaez. Aenvih wyangjvadan faen'at ndaw lwed doenghmeg swng sang, okyiengh gij binghyiengh cingsaenz fizmaez、fatbag, rog guek heuhguh "wyangjvadan fizmaez" roxnaeuz "wyangjvadan dengdoeg", ndaw guek duenqbingh dwg "feising bingh'uk". Okyienh feising bingh'uk, mbouj caeuq gij cingzdoh wyangjvadan faen'at ndaw lwed doenghmeg swng sang baenz cingqbeij, hoeng caeuq gij suzdu wyangjvadan faen'at ndaw lwed miz gvanhaeh. Suzdu swng sang vaiq, aenndang caengz gibseiz hab'wngq, yiennaeuz wyangjvadan faen'at demgya mbouj daiq mingzyienj (lumjbaenz dwg 8 cenhba), hix ndaej okyienh gij binghyiengh feising bingh'uk. Danghnaeuz wyangjvadan faen'at menhmenh swng sang, aenndang miz seizgan hab'wngq caeuq lawhvuenh, yiennaeuz wyangjvadan faen'at gig sang (lumjbaenz dabdaengz 10. 6~11. 7 cenhba), hoeng bouxbingh lij dwg saenzheiq cingcuj, mbouj miz gij binghyiengh cingsaenz fizmaez、fatbag okyienh.

4. Doiq Goengnaengz Aenmak Miz Maz Yingjyangj

Wyangjvadan cwklouz mbaeu, couh yaek gyahung sailwed aenmak, gij soqliengh lwedlae aenmak demlai, hawj nyouh demlai, danghnaeuz okyienh diemheiqsingq soemj dengdoeg saetbae lawhvuenh, pH ciz mingzyienj doekdaemq, sailwed aenmak couh okyienh hwnjgeuq, gij soqliengh lwedlae aenmak gemjnoix, nyouh hix gemjnoix mingzyienj.

5. Doiq Sonhgenj Doxdaengh Miz Maz Yingjyangj

Mwh wyangjvadan cwklouz, gij wyangjvadan faen'at ndaw lwed doenghmeg gyasang, sawj gij noengzdoh sonhgenj ndaw lwed doekdaemq, fatseng diemheiqsingq soemj dengdoeg. Danghnaeuz pH ciz youq 7.35 doxhwnj, heuhguh " lawhvuenh diemheiqsingq soemj dengdoeg "; danghnaeuz daemq gvaq 7.35, couhdwg " saetbae lawhvuenh soemj dengdoeg".

Gij Linzcangz Biujyienh Binghbwtsim

1. Seiz Hoizsoeng

Gij linzcangz biujyienh seiz hoizsoeng binghbwtsim geizcaeux, hix couh-dwg gij biujyienh geizlaeng cihgi'gvanjyenz menhsingq caeuq binghbwtsim. Bouxbingh roxnyinh daengz ae'ngab、ae myaiz, myaiz yienh'ok saekhau, ndangraeuj cingqciengz, bwzsibauh hix mbouj dem sang, hoeng hozdung gvaqlaeng couh roxnyinh heiq gaenj, diemheiq dwgrengz, gij binghyiengh simlig doekbaih hix mbouj yienhda.

Boux baenz binghbwtsim youq geizlaeng seiz hoizsoeng, dingzlai cawqyouq gij yienghsiengq diemheiq lawhvuenh doekbaih menhsingq, genjcaz doenghmeg heiqlwed gaenq giepnoix heiqyangj, hezyangj faen'at daemq gvaq 8 cenhba, lwed wyangjvadan faen'at sang gvaq 6.65 cenhba. Hoeng doenggvaq lawhvuenh hab'wngq, bouxbingh lij ndaej rapdawz hong mbaeu roxnaeuz guh gij hozdung ngoenznaengz. Boux baenz binghbwtsim seiz gejrungq ciepsouh dijgenj seiz, ndaej fatyienh gij binghyiengh cihgi'gvanjyenz menhsingq caeuq bwtheiqfoeg, lumj aenaek bongzok、sing diemheiq gemj daemq、aenbwt okyienh lazyaem daengj. Roq caz aen simdaeuz, aenvih bwtheiqfoeg mizyouq, simgyaiq dingzlai mbouj hung, hoeng simyaem youq laj ndokaek gaenq beij giz byaisim yiengj.

2. Seiz Fatbingh Gipsingq

Boux baenz binghbwtsim dingzlai aenvih saidiemheiq deng lahdawz yaeuhfat baenz bingh gipsingq. Seiz fatbingh gipsingq yungzheih youq mwh dienheiq nit. Bouxbingh cungnienz, dingzlai miz fatndat, myaiz bienq henj, diemheiq dwgrengz, mbaetheiq, nding'aeuj, mbouj ndaej ninz daengjhai, lazyaem ndaw bwt demlai, megcingx aenhoz bienq gvangq, aendaep foeg hung caeuq gahengh foeggawh daengj gij binghyiengh goengnaengz simbwt bienq nyieg. Bouxbingh nienzlaux, aenvih aenndang fanjying daemq, cij miz gaenh buenq soq bouxbingh miz gij binghyiengh lahdawz fatndat daemq, bwzsibauh demlai.

Bouxbingh binghcingz haenqnaek, wyangjvadan mingzyienj cwklouz haenx, couh aiq okyienh gij binghyiengh cingsaenz fizmaez, fatbag feising bingh'uk, cehda gietmueg foeg raemx, daengx ndang raeujrub, ok hanh lai caeuq okyienh gij binghyiengh sinzgingh hidungj mbouj doengz bingzciengz.

Saisiuvaq duenhgwnz aenvih gij yinhsu noix heiqyangj, wyangjvadan cwklouz caeuq lahdawz daengj, yinxhwnj wngqgip fanjying le ok lwed, gij soqliengh hezsiujbanj gemj daemq, engqlij okyienh cungj binghyiengh ndaw sailwed giet lwed gyuemluemz daengx ndang ok lwed dem.

Gij beijlwd fatseng simlwd mbouj cingqciengz hix gig sang, binghcingz yied naek, gij beijlwd fatseng hix yied sang. Ndawde fangzsing caeuxbuek ceiq lai raen.

Fatseng simlwd mbouj cingqciengz, caeuq noix heiqyangj, wyangjvadan cwklouz, binghlwedsoemj caeuq lahdawz daengj mizgven. Gyaz daemq, luz daemq, genj dengdoeg dingjlawh hix dwg gij yienzaen yaeuhfat simlwd mbouj cingqciengz. Miz mbangj binghlaeh caeuq gwn gij yw yangzdivangz loih mizgven.

Gij Fuengfap Caz Binghbwtsim

Bouxbingh youq seiz baenz binghbwtsim gipsingq miz goengnaengz bwt sim sainyieg haenx, duenqbingh haemq yungzheih. Canghyw ndaej gaengawq gij binghyiengh doenghbaez bingh'aekbwt menhsingq caeuq miz gij binghyiengh bwtheiqfoeg, miz heiq gaenj, bienq nding'aeuj, caemhcaiq ndaej cawzok gizyawz binghsimdaeuz, okyienh saenzheiq gaijbienq mbouj miz yienzaen gizyawz ndaej gejhoiz haenx daengj guh'ok cazduenh. Dijgenj seiz fatyienh, megcingx aenhoz bienq gvangq, laj ndokaek miz buekdoengh demgiengz mingzyienj, gij sing sim beij byaisim demgiengz mingzyienj, aendaep foeg hung, naenx couh in, dabaeu roxnaeuz diuz gahengh okyienh foeggawh.

Hoeng youq geizcaeux, binghbwtsim cawqyouq seiz hoizsoeng, couh caeuq gamqbied bwtheiqfoeg yiemzcungh miz gunnanz gig hung, canghyw itdingh aeu baengh gij gisuz bangbouj duenqbingh. Seizneix youq lajneix genjdanh gaisau.

1. Sinhdenduz Genjcaz

Youq ndaw sinhdenduz boux baenz binghbwtsim, gij denjhingz de dwg dozyiengh denyaz daemq caeuq dencouz bien coh baihgvaz、feising P boh caeuq mbiengj simdaeuz baihgvaz bizna roxnaeuz baihgvaz cienzyinx saeklaengz. Yiennaeuz youqyen gij sinhdenduz duenqbingh boux binghbwtsim gij beijlwd fukhab de ndaej dabdaengz 57%～86%, hoeng neix dwg doiq boux baenz binghbwtsim gipsingq youqyen daeuj gangj. Youq geizcaeux caz binghbwtsim fuengmienh, gij beijlwd sinhdenduz duenqbingh haemq daemq.

2. X Sienq Genjcaz Bakaek

X sienq duenqbingh ndaej cienzmienh faensik cihgi'gvanjyenz menhsingq、bwtheiqfoeg caeuq simsailwed song aen fuengmienh. X sienq genjcaz gig bujgiz, gawq ndaej yawj bwt, youh ndaej yawj sim, mbaw ben ndeu ndaej daengz daihliengh saenqsik cazbingh, ceiq hab vunzlai caeuq ngoenznaengz linzcangz wngqyungh.

3. Genjcaz Goengnaengz Aenbwt

Caekdingh gij goengnaengz aenbwt, 1 miux cung ceiq lai cuenq ok gij soqliengh deng nyinhnaeuz dwg gij dinghliengh cijbyauh fanjyingj goengnaengz doengheiq sonjhaih haemq baenghndaej youh genjdanh fuengbienh, dwg gij cijbyauh duenqdingh binghbwt menhsingq saeklaengz ndawde aen ndeu. Hoeng bouxbingh youq fazcanj daengz duenh binghbwtsim, gij goengnaengz doengheiq dingzlai gaenq deng sonjsieng youqgaenj, vunzbingh diemheiq hojnanz, gig nanz boiqhab cinjdeng bae genjcaz gij goengnaengz doengheiq, ndigah youq duenqdingh binghbwtsim fuengmienh gig noix wngqyungh.

4. Faensik Gij Heiq Ndaw Lwed

Faensik heiq ndaw lwed mboujdan doiq duenqdingh binghbwtsim, caemhcaiq doiq cijdauj ywbingh fuengmienh cungj miz eiqngeih youqgaenj. Youq ndaw gak cungj cijbyauh cazbingh, aeu heiqyangj caeuq wyangjvadan faen'at、 pH ciz daengj cijbyauh ceiq saedyungh.

5. Cauhswngh Sinhdungduz

Cauhswngh sinhdungduz mboujdan ndaej cazyawj daengz gij gezgou simdaeuz gaijbienq cingzgvang boux baenz binghbwtsim, lij ndaej yungh daeuj duenqdingh gij cingzgvang bienqvaq goengnaengz aensim, gujcaek gij atlig doenghmeg aenbwt, yawhbienh geizcaeux fatyienh binghbwtsim ndumjyouq, dwg gij fuengfap cazyawj binghbwtsim ceiq cinjdeng、 ceiq minjganj caemhcaiq mbouj miz sonjsieng.

6. Gij Gisuz Hwz Yihyoz Genjcaz

Gij hwz yihyoz genjcaz wngqyungh youq binghbwtsim, neiyungz baudaengz bwt guenqhaeuj caeuq bwt doengheiq yienjsiengq、 hwzsu sinhsiz cauhyingj bingzgyaq gij goengnaengz mbiengjgvaz simdaeuz、 nohsim guenqhaeuj yienjsiengq、 bwt duenhcaengz yienjsiengq caeuq caekdingh hwzsu goengnaengz aenbwt daengj. Doenggvaq gij gisuz gwnzneix, ndaej liujgaij gij gezgou caeuq goengnaengz mbiengjgvaz simdaeuz baenzlawz gaijbienq, dajneix couh ndaej haemq cinjdeng bae duenqbingh.

7. Aendoz Bwt Dingjlaengz Lwedlae Caeuq Aendoz Veizfwnh De

Aendoz bwt dingjlaengz lwedlae dwg hangh gisuz genjcwz mbouj miz sonjsieng ndeu, yungh gij fuengfap swnghvuz den dingjlangz, genjcwzyungzciz bienqliengh sailwed ndaw bwt. Hoeng, youq duenqdingh binghbwtsim fuengmienh, lij mbouj gaeuq cingzsug.

Gyonj daeuj gangj, youq ndaw genjcaz fuengfap duenqdingh binghbwtsim gwnzneix gangj haenx, dingzlai baugau nyinhnaeuz, gij yangzsing beijlwd cauhswngh sinhdungduz ceiq sang, X sienq、 sinhdenduz、 hwzsu saujmyauz baiz laeng. Gij yangzsing beijlwd caeuq cazduenh cauhswngh sinhdungduz, caeuq gij gisuz suglienh cingzdoh boux genjcaz gvanhaeh maqhuz hung.

"Sam Aeu" Caeuq "Sam Mbouj Aeu"

Vihliux ndaej gij yauqgoj ndei yw binghbwtsim geiz gipsingq fatcak, wngdang louzsim "sam aeu" caeuq "sam mbouj aeu".

1. "Sam Aeu"

（1）Aeu gaengawq gij binghyiengh doenghbaez wngqyungh gangswnghsu, caemhcaiq liujgaij gij yauqgoj de; gaengawq gij gezgoj sawqniemh raemxmyaiz duzben, sigin gungganq caeuq gangswnghsu minjganj, genjaeu gij gangswnghsu mizyauq haenx. Hawj yw seiz, haeujsim hawj yw cukgaeuq, lai cungj yw lienzhab, yungh cungj fuengsik ndik haeuj megcingx bae hawj yw.

（2）Aeu cien fueng bak geiq caenhliengh baujciz saiheiq doengrat, louzsim cungfaen gyahaeuj raemx. Aeu gij fuengfap suphaeuj mok cawz myaiz, yungh gij yw dingz ae; gyagiengz hohleix, yungh gij fuengfap bongx baihlaeng, ndang'vih yinx lae, daujguenj sup ok myaizniu, engqlij yungh gij fuengfap senhveiz cihgi'gvanjging guenq swiq, baiz ok gij myaizniu ndaw saiheiq.

（3）Yungh baujsouj ywbingh le binghyiengh vanzlij yied ngoenz yied yiemzcungh, aeu caenhliengh caeuxdi aeu diuzguenjheiqndang cap guenj, lienzhab gihgai doeng heiq, bae bangbouj diemheiq.

2. "Sam Mbouj Aeu"

（1）Aeu gaemhanh liuzlieng daemq supyangj, baenzlawz cungj mbouj ndaej suphaeuj gij heiqyangj liulieng sang, noengzdoh sang haenx, mienxndaej nyaenxhaed diemheiq, cauxbaenz wyangjvadan cwklouz gyanaek, sawj bouxbingh loemq haeuj gij yienghsiengq feising bingh'uk.

（2）Gaej yungh gij yw leih nyouh giengzak, riengjvaiq hawj siu foeg gig vaiq. Riengjvaiq daihliengh ok nyouh, lumjbaenz dajcim hawj baiz nyouh vaiq roxnaeuz dajcim liniusonhnaz, ndaej yinxhwnj gyaz daemq, naz daemq, luz daemq, lwed bienq noengz, myaiz niugwd mbouj yungzheih ae ok, caemhcaiq ndaej sawj gij seizgei cauxbaenz ndawuk lwed saek demlai.

（3）Gaej yungh gij yw ninzonj, fizmaz caeuq yw simdingh giengzzlig haenx, mienxndaej naenxhaed diemheiq cunghsuh, sawj wyangjvadan cwklouz gyanaek. Danghnaeuz miz bizyau, cij ndaej yungh gij yw andingh roxnaeuz suijhozluzcenz siuj liengh.

Cieng Daih 4
Hozgyawjsaej Ae'ngab

Gij Cingzgvang Baenz Ae'ngab

Hozgyawjsaej ae'ngab genjdanh heuhguh "ae'ngab", vunzbiengz ciengzseiz heuh de guh "binghrongx" "bingh heiq'ngab" daengj, de dwg seizneix gwnz seiqgyaiq gij binghbwt menhsingq ceiq ciengz raen. Gij vunz gak cungj nienzgeij, mbouj doengz singqbied cungj aiq baenz cungj bingh neix, it bi seiq geiq cungj aiq fat bingh, hoeng lwgnyez youq seizdoeng seizcin fatbingh ceiq lai raen.

Aenvih gij yienzaen baenz ae'ngab fukcab caemhcaiq gak boux cabied gig daih, gij binghyiengh de youh aeu ae, ae myaizniu, ae'ngaeb, diemheiq sinhoj guhcawj, haujlai lwgnyez yungzheih deng duenqbingh baenz "cihgi'gvanjyenz fukfat", "feiyenz" caeuq "cihgi'gvanjyenz ae'ngab", cix ciuq sigin lahdawz bae cawqleix, ciengzseiz luenh yungh gangswnghsu. Yienznaeuz youq mwh doxgyoeb yungh gizsu caeuq gij yw gya'gvangq hozgyawjsaej, gij yienhsiengq saiheiq deng saeklaengz ndaej gaijndei, gij binghyiengh ae'ngab ndaej camhseiz hoizsoeng, hoeng gig noix naemj daengz youq mwh binghyiengh ndaej hoizsoeng guh yawhfuengz ywbingh, ndigah ndaej caiq baez fanfoek baenz ae'ngab, ngaiznyed daengz vunzhung.

Yienznaeuz miz mbangj boux baenz ae'ngab haenqnaek gig hoj yw, hoeng riengz gohyoz gisuz fazcanj, doiq nyinhrox gij gihci fatbingh caeuq yw bingh ae'ngab cungj daezsang ndaej gig daih, gij yw caensaed mizyauq haenx mboujduenh miz okdaeuj, gaenh geij bi daeuj yungh sup haeuj gizsu guh cujyau fuengfap ywbingh. Miz mbangj ae'ngab yiemzcungh, hix gaemhanh ndaej gig habhoz. Hoeng bouxbingh aeu caeuq canghyw gig ndei bae boiqhab, gibseiz ciuq binghyiengh bae cawqleix, caemhcaiq yungh gij banhfap fuengzre doxwngq haenx, baenzneix dingzlai bouxbingh cungj ndaej miz yaugoj gig ndei.

Gij Yienzaen Baenz Ae'ngab

Ginggvaq daihliengh yenzgiu, nyinhnaeuz gij binghleix giekdaej ae'ngab dwg saihoz menhsingq bendai fanjying fatyienz, sibauh ngah soemj、sibauh biz hung、linzbah sibauh daengj lai cungj sibauh caeuqfaenh le aen gocwngz cungj fatyienz neix. Saiheiq fatyienz, ndaej yinxhwnj hozgyawjsaej gaebged gipsingq、nemmuek bangxguenj saiheiq foeg raemx、raemxniu iemqok lai gvaqbouh caeuq bingzvazgih hozgyawjsaej sousuk.

Youq ndaw gyoengqvunz yungzheih baenz cungj bingh neix, cungj fatyienz neix ndaej yinxhwnj gij binghyiengh fanfoek ae'ngab、heiq gaenj、ae daengj, ciengzseiz buenx miz gvangqlangh diemheiq seiz heiq mbouj doengrat, hoeng ndaej bouhfaenh swhyienz hoizsoeng roxnaeuz doenggvaq yw bingh le hoizsoeng. Doengzseiz, vunzbingh lij miz gij daegdiemj saiheiq doiq lai cungj yinhsu gikcoi fanjying demgya, neix hix dwg aen hothoh youqgaenj baenz ae'ngab.

Cauxbaenz hozgyawjsaej ae'ngab caeuq fanfoek baenzbingh, miz haujlai yinhsu. Ndawde suphaeuj gij doxgaiq cauxbaenz gominj (gij doxgaiq gang'yenz)、saidiemheiq lahdawz dwg gij yinhsu cujyau cauxbaenz gominj, hoeng gij yinhsu dienheiq、cingsaenz caeuq yindung daengj, cix dwg youq gwnz giekdaej ae'ngab miz cozyung.

Suphaeuj gij doxgaiq cauxbaenz gominj, cujyau yinxhwnj aen hidungj diemheiq bendai fanjying, gij doxgaiq cauxbaenz gominj miz duzreiz、moengj、faenjva、binghdoeg daengj. Doenghgij doxgaiq cauxbaenz gominj neix caemcik youq nemmuek saidiemheiq le, ndaej deng sibauh sup bae, gikfat linzbah sibauh、sibauh biz hung、sibauh ngah soemj, cix yinxhwnj ndaw ndang lai cungj menjyiz fanjying. Gig daih dingzlai lwgnyez baenz ae'ngab yungzheih deng gak cungj fanjyingyenz yingjyangj, heuhguh "daejsaet gominj".

Boux baenz bingh aen hidungj diemheiq bendai fanjying, cix mbouj dwg seng daeuj couh doiq gang'yenz minjganj. Cauxbaenz gominj dwg caeuq gij doxgaiq gang'yenz ciengzgeiz ciepcuk fatseng, lumjbaenz doiq faenjva gominj daih'iek aeu 1~4 bi.

Ae'ngab caeuq yizconz miz itdingh gvanhaeh. Bingh gominj ciengzseiz dwg miz gij daegdiemj ndaw fuengzcug miz, lwgnyez baenz ae'ngab ndaw fuengzcug miz gij binghsij ae'ngab dwg ciengzseiz raen. Hoeng, bohmeh dwg boux bingh ae'ngab, lwgnyez mbouj itdingh cungj baenz ae'ngab. Cij mbouj gvaq dwg beij doenghboux lwgnyez wnq engq yungzheih baenz ae'ngab. Roxnaeuz gangj, gij seizgei baenz ae'ngab lai di, yihyoz fuengmienh heuhguh miz "gij baeyiengq yizconz". Mbangj di yenzgiu yienh okdaeuj, danghnaeuz bohmeh cungj baenz ae'ngab, gij lwg gyoengqde baenz ae'ngab aiq sang daengz 60%; danghnaeuz bohmeh ngamq miz boux ndeu baenz ae'ngab, lwgnyez baenz ae'ngab cij miz 6% baedauq. Youq vunzcaen ndawde miz bingh ae'ngab yied lai, daihlaeng hix yungzheih baenz ae'ngab. Miz mbangj bohmeh yiennaeuz mbouj miz ae'ngab, hoeng gyoengqde aiq miz gizyawz binghsij gominj, lumjbaenz naengnoh gominj roxnaeuz gominjsing bizyenz daengj, doenghgij baeyiengq gominj neix, hix aiq cienz hawj daihlaeng, cix hawj gyoengqde haemq yungzheih baenz ae'ngab.

　　Linghvaih, gij yinhsu vanzging doengzyiengh aiq dwg gij cujyau yienzaen yaeuhfat bingh ae'ngab.

Gij Yinhsu Yinxfat Ae'ngab

　　Vunzlai bingzciengz deng lahdawz seiz, ndaw ndang couh mizok gangdij, bangcoh gyoengqde hoenxhingz gij doxgaiq lahdawz ciemqhaeuj, caemhcaiq ndaej yawhfuengz caiq baez deng lahdawz. Hoeng bouxvunz ndangdaej gominj haenx, youq bungq daengz faenjva doenghgo、naed faenx ndawranz、bwn naeng doenghduz、gijgwn daegbied daengj doxgaiq le, ndaw ndang mizok cungj gangdij gominj ndeu (IgE). Cungj gangdij neix giethab daengz gij sibauh bizna gwnz naengnoh roxnaeuz nemmuek, mwh boux vunz neix caiq baez bungq daengz gij doxgaiq gominj gwnzneix gangj haenx, de ndaej yinxhwnj sibauh bizna cuengq ok cujcizanh daengj mbangj gaiciz gominj. Gij gaiciz gominj neix, ndaej yinxhwnj gij bingh sinzmazcimj、bingh guhcaujyez. Bouxbingh saidiemheiq minjganj haenx, hix ndaej okyienh bingh ae'ngab.

　　Suphaeuj gij doxgaiq gominj dingzlai dwg daj swnghhoz vanzging daeuj, suphaeuj gij doxgaiq cauxbaenz gominj ceiq ciengz raen haenx miz geij cungj lajneix.

1. Namhfaenx Ndawranz

Genjdanh heuhguh "faenxranz", dwg gij doxgaiq cauxbaenz saidiem-heiq gominj ceiq youqgaenj ndawde yiengh ndeu. Namhfaenx ndawranz miz haujlai cwngzfwn fukcab, ndawde hamz miz gij naengnoh、moengj、sigin、faenjva、nonnengz soiq、gij naengloenq bouxvunz、gij senhveiz doenghgo doenghduz、nyaq canz gijgwn daengj, saedsaeh dwg cungj doxgaiq doxgyaux ndeu. Haujlai swhliu nyinhnaeuz, duzreiz dwg gij cujyau laizloh gang'yenz faenx ndawranz.

2. Duzreiz

Duzreiz dwg cungj non gig iq ndeu, lwgda ca mbouj lai yawj mbouj raen, raez daih'iek 0.25 hauzmij, hung lumj bakcim, cijmiz youq laj gingqcuengqhung caeuq aen yenjveizging cij ndaej yawjraen. Gij yienghceij de dingzlai dwg luenzlu roxnaeuz gyaeqluenz. Duzreiz gvihaeuj gij doenghduz mbouj miz ndoksaen ndawde cungj ndeu, duzreiz ndaw faenx ranz sengmaj youq ndaw vanzging bouxvunz youq haenx, aeu gij naengloenq bouxvunz caeuq doenghduz guh gijgwn. Duzreiz youq ndaw vanzging raeuj cumx, yungzheih senglix caeuq sengsanj. Raemx ciemq gij ndangnaek duzreiz 80%, mwh gij raemx ndaw ndang doekdaemq daengz 47% doxroengz, duzreiz couh dai bae. Duzreiz youq ndaw rug、denzdemh、swiz、sahfaz、buhvaq daengj dieg ceiq lai, ndaw nyapnyaj、mbamienh hix miz. Miz di vunz baez daengz bouqgaihaeux couh gominj, gizsaed, gij doxgaiq cauxbaenz gominj mbouj dwg mbamienh, cix dwg duzreiz.

Duzreiz caeuq gij doxgaiq iemqok de, caeuq gij saepsoiq dai gvaqlaeng, daihliengh mizyouq ndaw faenx ranz、namhfaenx, seizseiz cungj ndaej deng suphaeuj saiheiq. Baenz ae'ngab youz duzreiz yinxhwnj dwg youq daengx seiqgyaiq faenbouh, duzreiz gominj youq lwgnyez ndawde daegbied lai raen. Baenz ae'ngab aenvih duzreiz gominj yinxhwnj haenx fatbingh caeux, binghyiengh lai raen youq 2 bi gaxgonq, aeu gyanghwnz fatbingh guhcawj.

3. Duzmoengj

Moengj gvihaeuj doenghgo, hoeng mbouj miz rag、ganj、mbaw, cij ndaej gvaq gij saedceij geiqseng roxnaeuz youq ndaw nduknaeuh senglix, ndaej doenggvaq mizsingq caeuq mbouj miz singq bae sengsanj, ndaej mizok bauhswj caeuq ginsei. Moengj dwg gij gang'yenz suphaeuj, doiq gij vunz ndangdaej gominj haenx cauxbaenz gominj fanjying. Moengj yungzheih youq gizdieg cumx fwn lai caeuq giz gyawj haij haenx sengsanj, youq ndaw vanzging dohraeuj habngamj、loq cumx haenx, moengj demlai, ndigah youq seizhah roxnaeuz aen geiqciet fwn'oemq, gij cingzgvang moengj cauxbaenz gominj yaek gyanaek, hoeng gij singqcaet geiqciet mbouj lumj faenjva yienghhaenx doekdingh.

4. Faenjva

Gij faenjva doenghgo ndaej cauxbaenz bendai fanjying. Faenjva baengh gij cozyung rumz roxnaeuz non, mbin sanq youq ndaw hoengqheiq, gij cungjloih de gig lai, soqliengh sawj vunz doeksaet, lumjbaenz go haeuxyangz ndeu bingzyaenz ndaej mizok 5 cien fanh naed faenjva. Faenjva youq ndaw hoengheiq cienzboq, miz gij singqcaet geiqciet caeuq gak dieg mbouj doengz. Doiq geiqciet daeuj gangj, seizcin va hai hoengh, gij noengzdoh faenjva mingzyienj sang gvaq aen geiqciet wnq; gij singqcaet gak dieg mbouj doengz couhdwg ceij gij noengzdoh faenjva gak dieg mbouj doengz, lumjbaenz haeuxmeg hai va seiz, youq ndaw reih faenjva ciemq 90%, hoeng youq liz gizdieg sanqboq 300 mij doxhwnj, cix doekdaemq daengz 0.2%.

5. Gij Naengbwn Doenghduz

Doenghduz lwed ndang raeuj haenx, lumjbaenz gij naengnoh、nyouh、myaiz duzmeuz、duzma、duzmax daengj mizok haenx, cungj ndaej yinxhwnj minjganj fanjying. Gij naengnoh gwnz doenghduz loenq haenx, miz gij cozyung cauxbaenz gominj engq youqgaenj. Boux minjganj mbouj itdingh aeu caeuq doenghduz cigciep ciepcuk, hoeng haeuj daengz ndaw vanzging doenghduz couh yaek fatbingh. Gij binghyiengh fatbingh naek mbaeu mbouj doxdoengz, ndaej daj loq mbouj soeng daengz ae'ngab haenqnaek. Miz mbangj guekgya ciengx duzmeuz duzma doenghduz gig lai, miz mbangj lwgnyez youq ndaw hagdangz yungzheih baenz ae'ngab, aiq caeuq doenggvaq doengzhag dox baedauq, ganciep ciepcuk duzma duzmeuz ndaw ranz bouxwnq ciengx haenx miz gvanhaeh.

6. Bwn

Gij bwn gaeq、bit、hanq、roegbeggap gaeuq ndawde miz mbangj doxgaiq ndaej yinxhwnj saidiemheiq bendai fanjying, hoeng hix mbouj baizcawz gij bwn gaeuq ndawde yungzheih miz faenx、duzreiz、cinhgin doxcab roxnaeuz sanjseng youq ndawde, cix yinxhwnj gominj.

7. Duzsap

Duzsap dwg duznon ndawranz ciengzseiz raen. Gijgwn deng gij haex nyouh duzsap caeuq duzsap uqlah gvaq haenx, cungj daiq miz gij doxgaiq cauxbaenz gominj, gij cozyung de yinxhwnj ae'ngab ngoenz beij ngoenz ndaej yawjnaek.

8. Nonsei

Gij nonsei (faiqsei) caengz ginggvaq cawqleix haenx, youq guek raeuz wngqyungh haemq gvangq, daegbied dwg youq baihnamz. Aenvih faiqsei caengz ginggvaq gyagoeng cawqleix, ndigah miz gij singqcaet gominj haemq giengz. Aenvih seizdoeng yungh faiqsei lai, ndigah seizdoeng fat bingh hix haemq lai. Lumjbaenz ciengzbi aeu faiqsei guh simswiz、denzdemh daengj, couh ndaej ciengzbi fat bingh, gij binghyiengh de dwg youq bungq faiqsei geij faen cung ndawde, couh yaek okyienh mug rih、haetcwi、conghndaeng humz、ndaeng saek, hix ndaej okyienh gietmoz da hamz lwed、da humz、raemxda lae、ok sinzmazcimj daengj. Danghnaeuz miz gij cingzgvang neix, wnggai dawz gij faiqsei sawjyungh haenx cawqleix bae.

Gijgwn Cauxbaenz Gominj

Miz vunz gwn cijvaiz roxnaeuz gwn le nohbya、nohgungq, bingh ae'ngab couh fukfat. Caj hoizsoeng le, danghnaeuz caiq baez gwn gijgwn doengzyiengh, cix youh yaek fukfat. Nyinhdingh moux cungj gijgwn dwg gij cujyau yinzaen yaeuhfat ae'ngab le, couh gaej gwn cungj gijgwn neix dem lo. Gijgwn yinxhwnj ae'ngab seiz, ndaej buenx miz ae'ngab、dungxin caeuq naeng hwnj cimj daengj cingzgvang, gij ae'ngab youz cungj gijgwn neix yinxhwnj, aiq ndaej cungzfuk okyienh.

Gij ae'ngab caencingq dwg aenvih gijgwn yinxhwnj haenx gig noix raen, cujyau dwg youq seiz oiqnomj. Ndigah, bohmeh gaej seizbienh hanhhaed gij gwnndoet lwgnyez. Ndangcangq aeu miz yingzyangj bingzyaenx, mbouj miz cungj gijgwn lawz, ndaej cienzbouh muenxcuk bouxvunz yaekaeu. Ndang vunz aeu miz gak cungj yingzyangj, cij ndaej daj gijgwn mbouj doengz ndawde supaeu. Gij cungjloih caeuq faenhliengh yingzyangjsu gak cungj gijgwn hamz miz mbouj doengz, gij youqgaenj de dwg mbouj ndaej biengwn. Sawqniemh gij gominjyenz naengnoh, aiq yienh'ok doiq moux cungj gijgwn miz yangzsing fanjying, hoeng de mbouj itdingh dwg gij yienzaen yaeuhfat baenz ae'ngab. Luenh hanhhaed gij gwnndoet lwgnyez yungzheih cauxbaenz yingzyangj mbouj ndei, doiq gij binghcingz caeuq hungmaj lwgnyez cungj mbouj miz ndeicawq. Danghnaeuz cingqcaen ngeizvaeg fatbingh caeuq gijgwn miz gvanhaeh, lij dwg wnggai hawj canghyw aen goh ae'ngab roxnaeuz aen goh bendai fanjying daeuj haedsaed, roxnaeuz cam'aeu gij yigen gyoengqde.

Gij Yinhsu Deng Lahdawz

Lwgnyez baenz ae'ngab, ciengzseiz caeuq saidiemheiq deng lahdawz (lumjbaenz dwgliengz、 hozgyawjsaej saeq fatyienz、 cihgi'gvanjyenz、 feiyenz) miz itdingh gvanhaeh. Lwgnyez saidiemheiq deng lahdawz, dingzlai dwg binghdoeg yinxhwnj. Mizseiz, bizdouyenz hix dwg gij yienzaen yaeuhfat baenzbingh. Miz mbangj lwgnyez nienzgeij hung haenx, baenz ae'ngab caeuq cihyenzdij deng lahdawz mizgven. Aenvih gij cungjloih binghdoeg gig lai, yawhfuengz de lahdawz gig gunnanz. Yungh gangswnghsu doiq binghdoeg cix mbouj mizyauq. Itbuen nyinhnaeuz, sigin lahdawz doiq ae'ngab yingjyangj haemq noix, ndigah gaej luenh yungh gangswnghsu. Hoeng, bingzseiz caenhliengh fuengzre dwgliengz, doiq fuengzre baenz ae'ngab lij miz itdingh cozyung.

Aen Geiqciet Baenz Ae'ngab

Seizcin、 seizcou seiz, bak cungj va caez hai, gak cungj faenjva youq gwnzmbwn biufouz. Seizneix, boux ndangdaej gominj suphaeuj faenjva, yungzheih ndaeng saek、 haetcwi、 ae caeuq ae'ngab fukfat. Linghvaih, seizcin seizcou dienheiq bienqvaq lai, yungzheih gikcoi hozgyawjsaej, baenzneix couh yaeuhfat bingh ae'ngab.

Lwgnyez baenz ae'ngab youq aen geiqciet ceiq lai dwg seizdoeng, cujyau dwg caeuq saidiemheiq deng lahdawz youq seizdoeng ceiq lai mizgven.

Gemjnoix Gij Yinhsu Baenz Ae'ngab

Boux baenz ae'ngab miz diuz saidiemheiq daegbied minjganj ndeu, neix dwg boux ndangcangq mbouj miz haenx. Mwh bouxbingh caeuq mbangj di doxgaiq gikfat baenz ae'ngab haenx ciepcuk le, couh cauxbaenz ae'ngab fukfat lo. Vihliux bangcoh vunzbingh gaemhanh bingh ae'ngab, wnggai sawq ra ok doengh gij yinhsu gikcoi（couhdwg gominjyenz, doxgaiq gikcoi caeuq gij yinhsu vuzlij）cauxbaenz ae'ngab, caemhcaiq baezlaeng bae mwnzcinj yawj bingh, doiq gij vwndiz doengh aen fuengmienh neix bae cam canghyw, caemhcaiq aeu caenhliengh baexmienx roxnaeuz gemjnoix gij cozyung aen yinhsu yinxfat haenx.

Gij Cosih Gaemhanh Vanzging

Gemjnoix gij gominjyenz ndaw hoengheiq. Boux baenz ae'ngab ndangdaej gominj haenx, gij gominjyenz ndaw vanzging dwg gij cujyau yinhsu yinxhwnj saiheiq fanjying demgya. Gij cingzgvang fatseng binghyiengh saiheiq, caeuq gij soqliengh gominjyenz ndaw vanzging miz gvanhaeh maedcaed. Doenggvaq gaemhanh vanzging, gemjnoix caeuq gominjyenz ciepcuk, yienznaeuz aiq mbouj ndaej cienzbouh guh daengz, hoeng hix dwg gij cosih gig youqgaenj, lumjbaenz duzreiz ndaw faenxranz gemjnoix le, gij binghyiengh boux baenz ae'ngab hix ndaej gaijndei, roxnaeuz saiqheiq fanjying haenq haenx hix yaek doekdaemq. Danghnaeuz dawz gij doxgaiq gwnz mbonq daeuj dinghgeiz swiq seuq, caemhcaiq youq laj ndit dak, bongx saeuj aen swix; hawj lwgnyez caemz gij doxgaiq guhcaemz deihndaet, mbouj daiq bwnyungz haenx, caenhliengh hawj lwgnyez gij doxgaiq guhcaemz suliu, faex daeuj guh haenx. Doengh gij cosih neix, doiq gemjnoix duzreiz yinxhwnj ae'ngab fukfat, cungj miz itdingh cozyung cikgig.

Danghnaeuz gij bwn naeng doenghduz dwg gij gominjyenz youqgaenj, doenghduz youh mbouj ndaej dawz deuz, couh wnggai siengj banhfap mbouj hawj lwgnyez lumh gij doenghduz neix, caemhcaiq gaej hawj doengh gij doenghduz neix ninz youq ndaw mbonq roxnaeuz ndaw rug boux vunzbingh. Moix aen singhgiz aeu hawj doenghduz swiq ndang, baenzneix daeuj gemjnoix gij soqliengh gominjyenz. Danghnaeuz ndaej youq senj bae doenghduz, ndoj deuz gominjyenz hix gig youqgaenj. Mboujgvaq, youq gominjyenz senj bae daengz geij aen singhgiz roxnaeuz geij ndwen le, cij ndaej yawj ok cienzbouh ndeicawq. Aenvih naedsaeq cauxbaenz gominj, aiq lij louz youq ndawranz (daegbied dwg ndaw deihdamj) baenz buenq bi nanz. Ndigah, bietdingh aeu baujciz ndawranz seuqcingh caez.

Doiq doengh gij gominjyenz ciengz raen caeuq gij faenjva、moengj rog ranz haenx, gig nanz cienzbouh baexmienx. Hoeng youq mwh faenjva ceiq lai, gven dou caeuq yungh gunghdiuz couh ndaej gemjnoix ciepcuk.

Mbangj di yw ndaej yinxhwnj bingh ae'ngab fukfat, hoeng haemq noix raen. Lumj ahswhbizlinz aiq hawj mbangj boux vunzbingh baenz ae'ngab haenq. Cungj yw cauxbaenz ae'ngab neix, boux vunzhung lai raen, lwgnyez haemq noix raen. Danghnaeuz lwgnyez baenz ae'ngab, dwgliengz fatndat gwn yw doiqndat seiz, wnggai caeuq canghyw gangj cingcuj, baexmienx gwn cungj yw neix.

Lwgnyez baenz ae'ngab ceiq yaekaeu baexmienx gij yinhsu yinxfat haenx dwg cit ien. Gaenq haengjdingh daxmeh cit ien caeuq lwgnyez iq ae'ngab nem gij bingh hidungj diemheiq wnq miz gvanhaeh. Boux baenz ae'ngab haenx wnggai gaiq ien. Danghnaeuz ndawranz miz vunz cit ien, wnggai genyi gaiq ien roxnaeuz ok rog ranz bae cit ien.

Youq aen geiqciet riuzhengz dwgliengz, boux baenz ae'ngab wnggai caenhliengh noix bae giz ciengzdieg goenggungh, mbouj caeuq boux baenz dwgliengz haenx ciepcuk, youq ndawranz dinghseiz doeng rumz, baujciz ndawranz hawqsauj cinghseuq, doiq gij faenx ndawranz caenhliengh baet seuq.

Miz mbangj gyahcangj nyinhnaeuz, lwgnyez baenz ae'ngab yiemzcungh, mbouj ndaej hozdung, mbouj ndaej bae hwnjhag, youq ndawranz youq ndaej gemjnoix baezsoq fatbingh. Gizsaed mbouj dwg yienghneix, cawzbae gij cingzgvang daegbied caixvaih, lwgnyez itbuen ndaej cingqciengz hwnjhag. Yienghneix ndaej sawj lwgnyez baujciz cingsaenz yienghsiengq ndei, baexmienx cingsaenz rapdawz, doiq ae'ngab ywbingh caemh miz itdingh ndeicawq. Gyahcangj hix aeu cawjdoengh caeuq lauxsae lienzhaeh, cawjdoengh gangj gij binghcingz lwgnyez, yawhbienh ndaej youq cingzgvang daegbied baihlaj ndaej daengz lauxsae gibseiz cijdauj bangcoh.

Hag Rox Faenbied Gij Yinhsu Yinxfat Haenx

Boux baenz ae'ngab caeuq boux vunzcaen de, wngdang ndaej youq gij vanzging ngoenznaengz gwndaenj faenbied caeuq buenqduenh, miz gijlawz aiq dwg gij yinhsu baenz ae'ngab. Lumjbaenz, ae'ngab youq ndwen daegdingh lawz yaek bienq rwix? Danghnaeuz miz cungj cingzgvang neix, wngdang doengzseiz louzsim miz mbouj miz gij binghyiengh gominjsing bizyenz, lumj haetcwi, ndaeng humz, mug rih caeuq ndaeng saek (dwg mbouj dwg faenjva caeuq moengj rog ranz?); ndawranz ciengx miz doenghduz le, okyienh binghyiengh (dwg mbouj dwg gij saepsoiq naengnoh doenghduz?); youq cingjleix mbonq seiz miz binghyiengh (dwg mbouj dwg moengj roxnaeuz duzreiz); depgaenh nywj sauj roxnaeuz cang haeux seiz okyienh binghyiengh (dwg mbouj dwg moengj roxnaeuz duzreiz?); bouxbingh bae ndaw funghlajnamh cumx, roxnaeuz bae aen fuengz yaemcumx ciengzgeiz mbouj miz vunz youq haenx okyienh binghyiengh (dwg mbouj dwg moengj?); danghnaeuz ndawranz bouxbingh miz doenghduz, bouxbingh lizhai ranz aen singhgiz ndeu roxnaeuz seizgan engq nanz, binghyiengh ndaej gaijndei, hoeng maranz 24 aen cungdaeuz ndawde binghyiengh youh bienq rwix (dwg mbouj dwg gij saepsoiq naengnoh doenghduz); danghnaeuz bouxbingh youq ndawranz miz deihdamj roxnaeuz ndawranz cingqcaih sup faenx okyienh binghyiengh (dwg mbouj dwg gij naengnoh doenghduz caeuq duzreiz?); danghnaeuz guhhong seiz okyienh binghyiengh, lizhai dieg guhhong geij ngoenz le binghyiengh gaijndei, mwh daengz gij dieg guhhong, gvaq geij ngoenz youh bienq rwix, couh wnggai naemj daengz aiq miz cizyezsing ae'ngab.

Gij Binghyiengh Ae'ngab

Boux baenz ae'ngab aeu liujgaij gij fuengsik caeuq cingzdoh youqgaenj swhgeij baenz ae'ngab, singjgaeh gij binghyiengh geizcaeux, lumj gominjsing ae'ngab hainduj fatbingh, aiq miz haetcwi, mug rih, ndaeng humz daengj gij binghyiengh gominjsing bizyenz.

Gij cujyau binghyiengh ae'ngab fatbingh miz ae, ae myaiz, aekndaet, ae'ngab, diemheiq sinhoj daengj. Cujyau dwg aenvih bangxndaw saiheiq foeggawh, doxgaiq iemqok lai, gij bingzvazgih heux youq saiheiq haenx sousuk, cix sawj diuz hozgyawjsaej mizok sukiq mbouj doengz cingzdoh. Mwh bingh ae'ngab fatbingh, diemheiq beij sup heiq engqgya hojnanz, caemhcaiq ndaw bwt ciengzseiz miz heiq cwkrom lai gvaqbouh cix cuengq mbouj okdaeuj, ndigah lij ndaej yinxhwnj aen'aek bongzraeng、bwtheiqfoeg. Gij binghyiengh ciengz raen de youq lajneix:

1. Ae

Ae dwg gijj binghyiengh ae'ngab ceiq ciengz raen ndawde cungj ndeu. Haujlai vunzbingh youq mwh ngamq baenz bingh, cij biujyienh baenz ciengzseiz ae. Itbuen saidiemheiq deng lahdawz, ae $2\sim3$ aen singhgiz le siusaet. Hoeng danghnaeuz ae lienzdaemh $1\sim2$ ndwen le mbouj siusaet, aeu ae hawq guh cawj, ciengzseiz youq gyanghwnz、haet hwnq romh caeuq yindung gvaqlaeng mingzyienj, canghyw genjcaz gij goengnaengz aenbwt de cingqciengz, ingjben bakaek cingqciengz, aen goh rwz ndaeng conghhoz daengj genjcaz hix mbouj raen miz maz mbouj cingqciengz, yungh haujlai gangswnghsu mbouj mizyauq, couh aiq ndaej doekdingh dwg baenz ae'ngab mbouj denjhingz. Ginggvaq yungh yw gya'gvangq hozygyawjsaeq、gij yw loih'anh gangcujciz, roxnaeuz bizciz gizsu yw le, binghyiengh bienq ndei, hix doiq duenqbingh miz itdingh bangcoh. Cungj ciengzgeiz ae neix, danghnaeuz ndaej cawz doxgaiq rog saiheiq roxnaeuz lauzbingh daengj gij bingh wnq, ndaej duenqdingh dwg ae'ngab gominjsing roxnaeuz ae bienqyiengh.

2. Heiq Dinj

Heiq dinj dwg ceij boux vunzbingh roxnyinh diemheiq hojnanz. Aenvih bingzvazgih hozgyawjsaej sousuk, sawj vunzbingh roxnyinh heiq dinj. Boux binghcingz mbaeu haenx, dan youq yindung seiz roxnaeuz guh ndangrengz hozdung haemq hung seiz, roxnyinh daengz heiq mbouj gaeuq, bingzseiz cij roxnyinh aekndaet. Boux bingh haemq haenqnaek haenx, bingh couh mingzyienj haujlai, youq mwh caemdingh, hix yaek roxnyinh daengz diemheiq gunnanz. Gij vunz seiqhenz ciengzseiz dingqnyi boux vunzbingh youq mwh diemheiq fatok sing ae'ngab. Mwh binghcingz engq yiemzcungh, laebdaeb ae'ngab, diemheiq gaenjgip, mbouj ndaej ninz daengjhai, cijmiz naengh diemheiq, cij ndaej loq roxnyinh doengrat.

3. Gyanghwnz Ae'ngab

Boux baenz ae'ngab ciengzseiz miz gij ginglig gyanghwnz caeuq mbwnmomj seiz deng mbaet singj, mizseiz aeu gwn yw dingz ae le cij ndaej caenh'itbouh haeujninz. Youq gyanghwnz, daegbied dwg haetromh 4～5 diemj seiz, heiq saeklaengz ceiq youqgaenj, sawj vunzbingh roxnyinh diemheiq hojnanz, doiq gij yinhsu gikcoi de engqgya minjganj. Bouxhaenqnaek de deng bik dwk naengh youq, song fanj fwngz cengj ndang, song aen mbaq daengj hwnj, daengx ndang hanhheu conh, naengbak bienq aeuj, daengx haemh hoj ninz, haemzhoj dangqmaz. Cawzliux yaek yinxhwnj ninz mbouj gaeuq caixvaih, hix yaek yingjyangj daengz hagsib roxnaeuz guhhong.

4. Gij Binghyiengh Wnq

Boux baenz ae'ngab aenvih suphaeuj mbangj gominjyenz, lumjbaenz duzreiz ndaw faenxranz、naeng bwn doenghduz daengj, cix yinxhwnj hozgyongx gominj fanjying. Bouxbingh ciengzseiz miz gij binghyiengh ndaeng gominj (lumjbaenz ndaeng humz)、lwgda humz、naengnoh gominj.

Mwh baenz ae'ngab gipsingq, bouxbingh wnggai doiq gij cingzdoh swhgeij fatbingh guh cobouh bingzguj (aen biuj 4-1), caemhcaiq wnggai rox gij fuengfap cobouh cawqleix mwh haidaeuz fatbingh wnggai miz haenx.

Aen biuj 4-1 Bingzguj Gij Cingzdoh Yiemzcungh Seiz Baenz ae'ngab Gipsingq

gij cingzdoh fatbingh	mbaeu	cungdaengj	naek	binghnaek yaek dai
heiq dinj (diemheiq hojnanz)	byaij loh seiz	loq guh di hozdung seiz	yietnaiq seiz	
ndang'vih	ndaej ninz daengjhai	maij naengh youq	gungq coh baihnaj	
gij fuengsik gangjvah	baenz coenz	cih duenh	cih	mbouj ndaej gangjvah
cingsaenz yienghsiengq	aiq miz simgip youheiq roxnaeuz lij andingh	saekseiz miz simgip youqheiq roxnaeuz simnyap	ciengzseiz miz simgip youqheiq roxnaeuz simnyap	ngah ninz roxnaeuz eiqsik moengjdoengj
ok hanh	mbouj	miz	hanh doekswdswd	
baezsoq diemheiq	demgya	demgya	ciengzseiz mauhgvaq 30 baez/faen cung	

ciep aen biuj baihgwnz

gij cingzdoh fatbingh	mbaeu	cungdaengj	naek	binghnaek yaek dai
bangbouj noh diemheiq doengh yungh caeuq ndok aek gumzloemq	ciengzseiz mbouj miz	ciengzseiz miz	ciengzseiz miz	giz aek dungx mauzdun yindung
sing ae'ngab	cungdoh ciengz raen youq cuengq-heiq geizbyai	yiengj	bingzciengz gig yiengj	mbouj
meglwd/faen cung	menh gvaq 100 baez/faen cung	100～200 baez/faen cung	vaiq gvaq 120 baez/faen cung	gij suzdu simdiuq gemj menh

Gij Yw Yw Bingh Ae'ngab

Yihyoz daihneix gaenq nyinhrox daengz: Gij giekdaej binghleix ae'ngab, dwg saiheiq menhsingq bienqwngq fatyienz, caemhcaiq doiq baihrog gikcoi gig minjganj. Vihneix, youq mwh yw bingh hozgyawjsaej ae'ngab, mbouj wnggai caenhrox gya'gvangq hozgyawjsaej, wnggai doengzseiz yawjnaek ywbingh dingj fatyienz caeuq gyangqdaemq saiheiq fanjying. Riengz dwk gij yawjfap moq ywbingh okyienh, gij cungdenj yw bingh ae'ngab hix miz di bienqvaq. Doenghbaez biennaek wngqyungh gij yw gya'gvangq hozgyawjsaej, yungh gejcawz hozgyawjsaej sousuk、hoizsoeng binghyiengh daeuj yw, bietyienz mbouj ndaej muenxcuk bouxbingh aeuyungh. Aen gizsu miz gij cozyung dingj fatyienz haenx gaenq baenz gij yw cujyau daeuj yw bingh ae'ngab.

1. Gij Yw Gya'gvangq Hozgyawjsaej

Gij yw gya'gvangq hozgyawjsaej couhdwg gij yw dingz ae'ngab. Cujyau dwg gejcawz hozgyawjsaej hwnjgeuq, gaemhanh baenz ae'ngab gipsingq, hoeng mbouj miz gij cozyung dingj fatyienz. Aenvih gij cozyung yw gya'gvangq hozgyawjsaej vaiq youh yienhda, yungzheih deng bouxbingh ciepsouh, hoeng mbouj ndaej eilaih doengh gij yw hoizsoeng yienghsiengq neix gvaqbouh. Boux baenz ae'ngab cungdoh roxnaeuz binghnaek haenx youq yungh yw β_2 soudij gikdoengh seiz, wnggai caeuq bizciz gizsu doengzseiz suphaeuj, song yiengh caez guh, cij aeundaej ywyauq haemq ndei.

Gij yw gya'gvangq hozgyawjsaej ciengzseiz yungh haenx miz gij yw β_2 sinsangsensu soudij gikdoengh（yw β_2 soudij gikdoengh）、loih cazgenj、loih dingj danjgenj caeuq yw bwzsanhhih soudij cezgang daengj.

2. Loih Yw Yawhfuengz

Loih yw yawhfuengz bonjndang mbouj ndaej dingz ae'ngab, hoeng genhciz yungh yw duenh seizgan ndeu le, ndaej gemjnoix baezsoq fatbingh, gemjmbaeu cingzdoh fatbingh, caemhcaiq miz itdingh cozyung ndaej yawhfuengz.

（1）Gij yw bizciz gizsu（leigucunz）suphaeuj：Gij yw bizciz gizsu ciengz yungh haenx miz bingjsonh beiluzsungh（"bizgojdungz" "singoj- sungh"）daengj yw heiqmok, de ndaej siucawz nemmuek bangx hozgyawjsaej fatyienz mbouj dwg daegbied haenx, fuengzre nemmuek foegraemx, ndaej haeddingz nemmuek iemqok gij vayoz gaiciz miz gij singqcaet gikcoi haenx. Aenvih mbangj giz suphaeuj gwn yw cigsoh dab- daengz aenbwt, baexmienx le gij fucozyung gwn yw mizok haenx, dwg gij yw ciengzgeiz yungh youh ancienz mizyauq.

（2）Swzganhsonhnaz：Gij ciengz yungh de dwg mba gyauhnangz, aeu gij hongdawz bangbouj daegbied daeuj suphaeuj, hix ndaej yungh yw heiqmok suphaeuj. De mboujdan doiq bendai fanjying ae'ngab mizyauq, caemhcaiq doiq yindung yaeuhfat baenz ae'ngab hix mizyauq. Swzganhsonhnaz cujyau yungh daeuj fuengzre lwgnyez baenz ae'ngab mbaeu、 cungdoh, danghnaeuz yungh 1～3 ndwen le, yiennaeuz binghyiengh ndaej gemjmbaeu, hoeng lij mbouj ndaej gig habhoz dwk gaemhanh ae'ngab seiz, ndaej ngeixnaemj vuenh yungh bizciz gizsu suphaeuj.

（3）Dungzdifwnh：Ndaej gemjmbaeu vunzbingh gominj fanjying （lumjbaenz sizcinj、gominjsing bizyenz daengj）, doiq baenz ae'ngab hix miz itdingh cozyung yawhfuengz. Dungzdifwnh youh heuhguh "swzbaidungz", gvihaeuj gij yw anh gangcujciz. Gij fucozyung cungj yw neix dwg gwn yw le yungzheih naetnaiq, hoeng yungh yw aen singhgiz ndeu le, vunzbingh ndaej cugciemh naihsouh. Lwgnyez doiq dungzdifwnh haemq ndaej naihsouh. Vunzzhung caeuq lwgnyez nienzgeij haeujhag, ceiq ndei youq moix ngoenz ninz gaxgonq gwn gep ndeu.

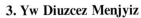

3. Yw Diuzcez Menjyiz

Aenvih ae'ngab gvihaeuj aen hidungj menjyizsing gominj fanjying, youh caeuq binghdoeg lahdawz daengj gij yinhsu wnq mizgven, ndigah wnggai yungh yw menjyiz diuzcez, ndaej demgiengz gij goengnaengz menjyiz bouxbingh, dingjhoenx gak cungj lahdawz, ndaej daihdaih gemjnoix baenz ae'ngab. Gij ciengz yungh de miz yunghsendai、hwzloz、conjyiz yinhswj、 gajmansuh dangzciengh、yujcinh、ywdoj vangzgiz daengj. Itbuen boux baenz ae'ngab aenvih deng lahdawz yaeuhfat haenx wngqyungh haemq lai, gij seizgan yungh de daihgaiq 3 ndwen daengz buenq bi. Hoeng danghnaeuz aeu gominjsing ae'ngab guhcawj, wnggai gyoebhab bae yw bingh.

4. Aenfap Duet Gominj Ywbingh

Aen fap duet gominj ywbingh ndaej gemjmbaeu doiq gij doxgaiq gominj mizok fanjying, fuengzre baenz ae'ngab. Itbuen yungh gij banhfap baexmienx gominjyenz caeuq gij fuengfap suphaeuj yw guhcawj daeuj yw "ae'ngab hab gveihfan baenz mbaek", bingzciengz ndaej gaemhanh ae'ngab gig ndei. Cijmiz youq mwh mbouj ndaej baexmienx gominjyenz, roxnaeuz yungh yw ywbingh habdangq mbouj ndaej mizyauq bae gaemhanh ae'ngab seiz, cijndaej naemj daengz daegbied menjyiz ywbingh. Gominjsing ae'ngab dwg cungj gominj fanjying youq gominjyenz gikcoi lajde aeu hozgyawjsaej hwnjgeuq、nemmuek foegraemx guh daegcwng ndeu. Aenfap duet gominj ywbingh dwg yungh siujliengh gominjyenz, mboujduenh bae gikcoi bouxbingh, sawj bouxbingh cugciemh doiq cungj gominjyenz neix mizok naihsouh, ciepcuk gominjyenz le mbouj baenz ae'ngab, dabdaengz aen muzdiz ywbingh. Bouxbingh yungh cungj ywfap neix, itdingh dwg gominjsing ae'ngab, caemhcaiq doekdingh gominjyenz, gij yw duet gominj soj yungh haenx, youh bietdingh dwg gij doxgaiq gominj bouxbingh, yienghneix cijndaej mizyauq. Linghvaih cungj fuengfap neix ywbingh seizgan haemq nanz, youh dwg dajcim ywbingh, dingz yw le youh aiq fukfat, ndigah hawj lwgnyez wngqyungh deng hanh, gaenq ciemhciemh deng cungj ywfap moq gizyawz dingjlawh.

5. Gangswnghsu

Aenvih ae'ngab dwg cungj bingh menhsingq aeu saiheiq fanjying sang guh daegdiemj, hoeng mbouj dwg aenvih sigin yinxhwnj fatyienz, ndigah

itbuen cingzgvang baihlaj mbouj yungh gwn gangswnghsu. Hoeng dang-
hnaeuz gij seizgan fatbingh haemq raez, miz fatndat roxnaeuz doxgyoeb miz
cihgi'gvanjyenz、feiyenz daengj sigin lahdawz seiz, cix ndaej yungh
gangswnghsu, baenzneix daeuj gaemhanh lahdawz.

6. Ywdoj Ywbingh

（1）Mwh baenz ae'ngab gipsingq：Aeu gaengawq bouxbingh nit ndat、
haw saed gak cungj binghyiengh bencwng bae cawqleix. Youq mwh baenz
ae'ngab gipsingq, yungh ywraemx aeundaej yauqgoj haemq vaiq.

①Myaizgyoet laengz bwt, conghhoz miz sing ae'ngab, myaiz lai cix
mbouj yungzheih ae okdaeuj, saeknaj hau, mbouj miz hanh, ndaeng saek,
bak mbouj hawq, ngawhlinx hau, meg fouz.

Ywfap：Raeuj bwt sanq liengz, vaq myaiz dingz ae daengx ae'ngab.

Ndaej yungh mazvangz、nge go'ngamx、buenqhah、sisinh、hing sauj、
vujveiswj、makgingq、bwzcenz、ganhcauj daengj ywbingh. Gij ywraemx
cujyau dwg raemxdang siujcinghhlungz, hix ndaej yungh raemxdang seganh
mazvangz daengj.

②Myai z ndat laengz bwt, ae'ngaeb, miz sing ae'ngab, aekndaet,
myaiz gwd henj、mbouj yungzheih ae okdaeuj, simfanz hozhawq, aiq buenx
miz fatndat, conghhoz hoengz, haex hawqsauj, diuzlinx hoengz,
ngawhlinx henj, meg fouz.

Ywfap：Siu huj vaq myaiz, cing bwt dingz ae.

Ndaej yungh mazvangz、makgingq、vangzgiz、dingzliswj、suhswj、
naengsanghbwz、va'gvanjdungh、seganh、cenzhuz daengj ywbingh. Ndat
haenq couh ndaej gya siggau; myaiz niu ndaej gya naeng gve、mba dienva
daengj. Gij raemxdang cujyau de dwg raemxdang dingh ae gya gemj,
roxnaeuz raemxdang makgingq sizganh daeuj yw.

（2）Seiz hoizsoeng：Youq seiz hoizsoeng, aeu cangq mamx、bouj
mak、fuz cingq.

①Heiq bwt mamx haw, baenz ae'ngab gaenq nanz, saeknaj hau,
naetnaiq, ok hanh lai, yungzheih dwgliengz, mbouj siengj gwn, haex saw,
diuzlinx saek damh, ngawhlinx mbang hau, meg menh youh nyieg. Ndaej
yungh yibingzfunghsanj（bwzsuz、fangzfungh、vangzgiz）caeuq naedyw
yinzsinh cangq mamx daengj.

②Mak haw ae'ngab, bingh nanz ndang haw, lau nit, diuzga fat nit, saeknaj bienq hau, sim diuq heiq dinj, gyanghwnz nyouh lai, haex saw, diuzlinx saek damh, ngawhlinx hau, meg nyieg. Ndaej yungh "sinhhazsanj" gya gemj, dangjsinh、aekex、vujveiswj muz baenz mba doxgyaux, faen baez gwn; hix ndaej gwn gep yw bouj mak fuengz ae'ngab, mwzvei divangzvanz.

③Bingzseiz hix ndaej ciengzgeiz gwn gveilungz gwzconjningz, doiq baenz ae'ngab mbaeu caeuq seiz hoizsoeng de, miz itdingh cozyung dingz ae、 dingz ae'ngab.

Gyauyuz Caeuq Guenjleix Boux Baenz Ae'ngab

Aenvih baenz ae'ngab nanz, binghcingz fukcab youh yungzheih fanfoek, caemhcaiq gij binghyiengh gag rox boux vunzbingh caeuq gij goengnaengz aenbwt de mbouj doxdoengz. Youq mwh ciengzgeiz ywbingh, canghyw caeuq vunzbingh yaek aeu caenh'itbouh laebhwnj gij gvanhaeh doxgap, hawj vunzbingh doiq gij yienzaen baenz ae'ngab caeuq gij yinhsu yaeuhfat de miz di liujgaij, hag rox gij fuengfap cingqdeng bae suphaeuj yw heiqmok, rox yungh funghliuz suzyiz, ndaej yawhcaek baenz ae'ngab, caeuq gaemdawz gij banhfap wngqgip mwh sawqmwh fatbingh. Yienghneix, ndaej daihdaih gemjnoix gij baezsoq sikhaek yawjbingh caeuq gij baezsoq youqyen, daezsang le ywyauq.

Seizneix, gak dieg laebbaenz miz "aenranz ae'ngab" roxnaeuz "aen lenzyizvei boux baenz ae'ngab" daengj, cujciz gij hoihngeixlwnh、cihsiz gyangjco nem cihsiz doxdax gak cungj hingzsik caeuq mbouj doengz gveihmoz haenx. Doenggvaq vangjloz、gvangjbo、densi caeuq fat saw'iq bae guh senhconz. Cawz canghyw、bouxbingh caeuq vunz ranz dox liujgaij caixvaih, hix maqmuengh gak gaihcwngz ndawbiengz hawj gyoengqde miz itdingh daemxcengj, sawj gak boux caeuq vunzlai fuengzceih doxgiethab. Cungj fuengsik lai fuengmienh doxgap neix, yaek doiq fuengzre yw ae'ngab miz itdingh gyaciz doidoengh.

Gij Fueng'anq Ywbingh Hab Gveihfan Baenz Mbaek

Aenvih ae'ngab dwg cungj bingh menhsingq fatbingh miz bienqvaq ndeu.

Yungh yw bietdingh aeu yawj vunz、yawj seiz mbouj doengz daeuj guh，gij soqliengh yungh yw gij baezsoq yungh yw，aeu gaengawq gij cingzdoh binghcingz naekmbaeu cix bienqvaq. Seizneix Sigai Veiswngh Cujciz caeuq mbangj di guekgya fatdad，doiok "aen fueng'anq baenz mbaek bae ywbingh". Saeklaeuq ae'ngab deng gaemhanh geij aen singhgiz roxnaeuz geij ndwen le，ndaej diuzcwngj yungh yw. Mwh ae'ngab gaemhanh 3~6 ndwen，ndaej ngeixnaemj roengzgaep ywbingh. Gyonj daeuj gangj，aeu yungh yw soqliengh ceiq noix daeuj gaemhanh baenz ae'ngab. Fueng'anq ywbingh faen baenz 4 gaep，cawz baenz ae'ngab mbaeu caixvaih，moix ngoenz cungj aeu yungh gij yw dingj fatyienz，gaej eilaih yungh yw gya'gvangq hozgyawjsaej lai gvaqbouh.

Cawqleix Baenz Ae'ngab

Mwh baenz ae'ngab gipsingq，bouxbingh mboujdan aenndang souh haemzhoj，danghnaeuz dwg baenzbingh haenqnaek，hix ndaej aeu mingh，bouxciengqgo Daizvanh Dwng Liginh couhdwg aenvih baenz ae'ngab gipsingq，youq ndaw bouqhek gvaqseiq. Vihneix，boux baenz ae'ngab itdingh aeu rox baenzlawz bae cawqleix ae'ngab.

Cawqleix baenz ae'ngab gaxgonq，bouxbingh wnggai rox gijmaz dwg baenz ae'ngab. Bouxbingh miz aekndaet，diemheiq sinhoj caeuq ae'ngab seiz，vunzhung caeuq bouxlaux yaek rox neix dwg gij binghyiengh baenz ae'ngab. Hoeng miz mbouj noix bouxbingh，youq seiz fatbingh mbouj ajngaeb，hoeng cij biujyienh baenz ae，daegbied dwg lwgnyez iq engq mingzyienj. Cungj ae neix youq gyanghwnz gyanaek，ae haenq seiz aiq rueg simnyap，cix hawj vunz yungzheih yawjlawq dwg baenz ae'ngab，ciengzseiz nyinhnaeuz dwg gij bingh wnq cix mbouj ndaej gibseiz habdangq bae cawqleix，sawj binghcingz gyanaek. Danghnaeuz youq mwh ae'ngab mingzyienj seiz cij nyinhnaeuz dwg baenz ae'ngab，gaenq nguh lo.

Mwh baenz ae'ngab gipsingq，aeu baujciz simdingh. Danghnaeuz fatbingh yiemzcungh，ceiqndei hawj suphaeuj heiqyangj. Vihliux ceiq vaiq bae hoizsoeng binghgaenj，wnggai yungh yw. Youq cungj cingzgvang neix baihlaj，sien yungh yw gya'gvangq hozygawjsaeq，gij yw ciengzseiz yungh haenx dwg suhconjningz、conjlozningz、conjganghsuz daengj yw suphaeuj， ndaej youq geij faen cung ndawde miz cozyung. Hix ndaej gwn suhconjlingz、 anhcazgenj daengj, ywyauq haemq menh, hoeng beij yw heiqmok yungzheih yungh, gij cozyung de hix haemq yungzheih baujcwng. Danghnaeuz gwn gij yw gwnzneix le binghyiengh lij mbouj ndaej hoizsoeng, couh wnggai sikhaek bae ra canghyw. Ndaw guek rog guek baudauj, bouhfaenh yienzaen aenvih ae'ngab dai bae caeuq gouqyw daiq nguh nem cawqceq mbouj habdangq miz gvanhaeh.

Gangj daengz gij yw bingzseiz yungh daeuj fuengzre, lumjbaenz swzganhsonhnaz、 bingjsonh beiluzsungh daengj, cix mbouj ndaej sikhaek hoizsoeng gij binghyiengh ae'ngab, hoeng ciengzgeiz yungh couh ndaej gig daih bae gemjnoix gij cingzgvang binghgaenj, miz yaugoj haemq ndei. Miz mbangj vunz binghcingz haemq naek haenx, vihliux fuengzre binghgaenj, roxnaeuz youq gwn yw gya'gvangq hozgyawjsaej gvaqlaeng, binghyiengh mbouj ndaej hoizsoeng, hix ndaej gwn di bizciz gizsu canghyw gaxgonq hawj haenx, lumjbaenz gyangzdisungh daengj, neix doiq gij yw wnq saekseiz mbouj ndaej gaemhanh, geizdinj wngqyungh dwg gig miz eiqngeih.

Cawqleix Bouxlaux Ae'ngab

Vunz bingzciengz nyinhnaeuz, ae'ngab caeuq gij bingh gominjsing gig noix youq mwh nienzlaux cij baeznduj fatbingh, neix dwg mbouj cinjdeng law. Miz mbangj vunz youq duiyouh le cij baenz ae'ngab caeuq bingh gominj, neix cix mbouj noix raen.

Dangyienz, raeuz hix wnggai rox, aenaek mbouj cwxcaih、 ae, cix mbouj cungj dwg cihgi'gvanjyenz menhsingq caeuq bwtheiqfoeg, hix aiq dwg ae'ngab. Itbuen daeuj gangj, cungj saidiemheiq gazngaih neix hix ndaej hoizfuk. Yiennaeuz gij vunz baenz ae'ngab 60 bi doxhwnj haenx haemq noix, hoeng cungj nienzgeij lawz cungj ndaej hainduj. Mbangj bouxlaux buen haeuj ranz moq bae, ndaej youq saek song bi ndawde doiq mbangj di gominjyenz moq miz fanjying, baenzneix fazcanj baenz binghyiengh gominj, mug rih、 da humz、 haetcwi. Bouxbingh ciengzseiz nyinhnaeuz dwg dwgliengz, hoeng danghnaeuz binghyiengh lienzdaemh, couh wnggai naemj daengz aiq baenz bingh gominj.

Yw bouxlaux gominj caeuq ae'ngab, aeu cunghab ngeixnaemj. Aenvih

gyoengqde cawz ae'ngab caixvaih, lauheiq lij miz hezyaz sang、
gvansinhbing、 binghgvanhcez daengj.

Ndigah youq mwh moix baez yawj bingh ae'ngab, wngdang lied ok lai
cungj yw bouxbingh seizneix soj gwn. Aenvih mbangj di yw yw bingh hezyaz
sang yaek yingjyangj baenz ae'ngab. Doengzseiz aeu louzsim, youq mwh
yungh yw heiqmok, mizseiz yaek aenvih binghgvanhcez cix yingjyangj
cingqdeng sawjyungh. Ndigah aeu genj aeu gij hongdawz bangbouj mbouj
doengz suphaeuj yw heiqmok, caemhcaiq habdangq yungh di yw gwn ndeu.
Doiq yungh yw gvaqlaeng miz fanjying, bouxbingh wnggai seizseiz caeuq
canghyw doxlwnh, cij aeundaej yaugoj haemq ndei.

Cawqleix Mizndang Baenz Ae'ngab

Mehmbwk baenz ae'ngab, ciengz youheiq bingh ae'ngab dwg mbouj
dwg aiq cienz hawj lwg. Dangqnaj miz mbangj swhliu byaujsi, daihgaiq miz
1/3 mehmbwk baenz ae'ngab haenx, youq mwh mizndang binghcingz
gyahaenq, 1/3 gemjmbaeu, 1/3 mbouj miz bienqvaq yienhda.

Mizndang seiz yungh yw danghnaeuz mbouj ndaej gig ndei bae gaemhanh
ae'ngab, doiq lwg ndaw dungx miz yingjyangj mbouj ndei, cauxbaenz seiz
seng lwgnding gij beijlwd dai demsang, caengz baenz lwg caeuq lwgnding
ndangnaek daemq okseng gij beijlwd de demgya. Vihneix, yungh yw
gaemhanh ndei ae'ngab, lij ndaej daihgya soj yungh. Cawz bae
sinsangsensü、 fwnhdojlahmingz daengj yw caixvaih, dingzlai yw yw bingh
ae'ngab doiq lwgndawdungx cauxbaenz sienghaih gig iq. Gaengawq
binghcingz, hableix suphaeuj swzganhsonhnaz、 bingjsonh beiluzluzsungh、
suhconjlingz caeuq gwn anhcazgenj, couh mbouj cauxbaenz gij beijlwd
lwgndawdungx mbouj cingqciengz demlai. Baenz ae'ngab gipsingq seiz,
wnggai gaenxmaenx ywbingh, fuengzre lwgndawdungx noix heiqyangj.
Ndaej youq mwhneix suphaeuj yw gya'gvangq hozgyawjsaej. Binghcingz naek
seiz, hix ndaej gwn caeuq dajcim gizsu haeuj megcingx, gij muzdiz de dwg
bietdingh aeu gaemhanh binghyiengh caeuq veizciz gij goengnaengz aenbwt
cingqciengz.

Wngdang gyagiengz bouxbingh caeuq canghyw doxlienzhaeh, caemhcaiq
daezhawj di senhconz swhliu ndeu, hawj mehdaiqndang baenz ae'ngab rox

daengz: Yw ae'ngab saetbaih yaek demgya doiq lwgnding sienghaih, wnggai giengzdiuh gij ancienz yw bingh ae'ngab seizneix.

Bizyenz Caeuq Ae'ngab

Boux baenz ae'ngab ciengzseiz gyoeb miz gominjsing bizyenz, mizseiz hix aiq gyoeb baenz bizdouyenz. Gij bingh gwnz saidiemheiq ndaej yingjyangj gij goengnaengz laj saidiemheiq, lumjbaenz gominjsing bizyenz、bizdouyenz mbouj gaemhanh, aiq sawj gij binghhyiengh ae'ngab gyanaek, roxnaeuz hawj ae'ngab mbouj yungzheih gaemhanh. Ndigah youq mwh yw bingh ae'ngab, itdingh aeu naemj daengz gij bingh neix doiq ae'ngab miz maz yingjyangj.

Mwh baenz gominjsing bizyenz, ciengz buenx miz saiheiq fanjying demlai, mbangj boux vunzbingh aiq doxgyoeb baenz ae'ngab. Bingzciengz ciengzseiz raen haenx dwg boux baenz bizyenz ciengz bi bendai fanjying, ndaej youq mboujlwnh aen geiqciet lawz caeuq mbouj doengz nienzgeij baenz, hoeng dwg bouxcoz nyezrauh lai. Lingh loih ndeu dwg gij bingh geiqciet bendai fanjying, dingzlai dwg faenjva、mwt gominj cauxbaenz, ndigah hix heuhguh "bingh faenjva" roxnaeuz "bingh nywjreuq hwngq" daengj, dingzlai raen youq aen geiqciet va hai、nywj reuq. Vunzranz boux lwgnyez baenzbingh haenx ciengzseiz dwg ndangdaej gominj (singqdaegbied), caemhcaiq miz itdingh yinhsu yizconz. Gij cujyau binghhyiengh de miz conghndaeng humz、ndaeng saek、raq dem raq haetcwi、daihliengh mug niu rih. Mizseiz yingjyangj nyouqheiq, ciengz buenx miz da humz (hainduj mingzyienj). Aenvih conghndaeng humz lai, bouxbingh ciengz miz gij biujyienh daegbied lumj vat ndaeng、fwngz nu ndaeng、swz mug daengj.

Youq baihgwnz cungj cingzgvang neix, ndaej yungh gij yw loih'anh gangcuj (buh'wjminj、dungzdifwnh daengj), hix ndaej suphaeuj gij yw swzganhsonhnaz caeuq bingjsonhbeiluzsungh daengj. Doiq gominjsing bizyenz miz gij geiqciet singqcaet haenx, ceiqndei youq geiqciet baenzbingh gaxgonq 2～4 aen singhgiz hainduj yungh yw yawhfuengz. Bizdouyenz dwg aenvih gwnz saidiemheiq deng lahdawz yinxhwnj, dwg gij bingh caeuq gominjsing bizyenz dem gij bingh lahdawz wnq doxgyoeb mizyouq, hoeng bizdouyenz gipsingq roxnaeuz menhsingq, cungj ndaej yinxhwnj bingh ae'ngab. Mizseiz, bizdouyenz mbouj ndaej ndeindei gaemhanh, hix yingjyangj daengz gij yaugoj yw ae'ngab. Ndigah youq ngeiz lumj ndaej bizdouyenz seiz, couh guh bizgyanghging caeuq X sienq daengj genjcaz. Danghnaeuz doekdingh gyoebbaenz bizdouyenz, ndaej yungh gangswnghsu ywbingh (danghnaeuz baenz ae'ngab mbouj miz binghgyoeb, mbouj yungh gangswnghsu), hoeng gij seizgan yungh gangswnghsu, hix wnggai nanz di. Doengzseiz, lij ndaej caiq yungh gij yw gemjmbaeu aenndaeng hamz lwed.

Yindung Caeuq Ae'ngab

Miz mbouj noix boux baenz ae'ngab haenx guh hozdung rengzndang gvaqlaeng, ciengzseiz baenz ae'ngab. Miz mbangj boux baenz ae'ngab, gij hozdung rengzndang dwg gij yinhsu dandoeg gikfat cauxbaenz gyoengqde baenz ae'ngab. Aenvih yindung rox yaeuhfat baenz ae'ngab, ndigah haujlai lwgnyez baenzbingh gig lau caeuq gyoengq lwgnyez gizyawz itheij guh'angq caeuq doxdax. Lau guhcaemz seiz, sawqmwh baenz ae'ngab couh nanzsouh raixcaix, ndigah doiq yindung ciengzseiz miz cungj simleix yieplau, vuenglau ndeu. Itbuen yindung gvaqlaeng yinxhwnj heiq saeklaengz, ndaej youq 30~45 faen cung ndawde gag gejrungq.

Yindung yaeuhfat baenz ae'ngab, ndaej youq mboujlwnh cungj dienheiq vanzging lawz fatseng. Hoeng saedsaeh dwg, suphaeuj hoengheiq gyoet le, yindung baenz ae'ngab demlai; dauqbyonj, youzraemx dwg gij yindung ceiq habngamj boux baenz ae'ngab, aiq dwg miz gij gvanhaeh dohdumz cukgaeuq. Youzraemx dwg hangh yindung cibfaen mizik ndang sim ndeu, gig noix rox yaeuhfat baenz ae'ngab. Youzraemx seiz, genga yindunglieng cungj gig bingzyaenz, caemhcaiq mbouj yungzheih cauxbaenz dengsieng, hab gij vunz mboujlwnh cungj nienzgeij lawz. Youq Auyinvei ndawde miz haujlai boux ndaej ciengj dwg bouxbingh baenz ae'ngab.

Yindung yaeuhfat baenz ae'ngab, dwg saiheiq fanjying demlai cungj biujyienh hingzsik ndeu, de fatseng hix ciengzseiz yienh'ok vunzbingh ae'ngab mboujcaengz ndaej daengz gaemhanh habdangq. Ndigah, habdangq yungh di yw baenz fatyienz bendai fanjying dienheiq fanjying haenx, ndaej sawj mizgven binghyiengh yindung siusaet bae. Yindung gaxgonq, suphaeuj sahdingh'anhcun, suhconjlingz (conjlozningz), swzganhsonhnaz daengj, dwg gij fuengfap ceiq mizyauq bae fuengzceih. Gij yw wnq, lumjbaenz bizciz gizsu、anhcazgenj，ndaej gaijndei gij cingzgvang yindung yaeuhfat baenz ae'ngab. Yindung gaxgonq, guh yawhbwh hozdung cungfaen, caeuq cugbouh lienh ndang，ndaej gemjnoix yindung baenz ae'ngab，roxnaeuz gemjmbaeu gij binghyiengh yiemzcungh de.

Yw ae'ngab aenvih yindung yaeuhfat haenx yaugoj gig ndei，ndigah，mbouj yungh iugouz bouxbingh baexmienx guh hozdung rengzndang. Caeuq neix doxfanj，aen muzdiz yw ae'ngab，dwg hawj boux baenz ae'ngab ndaej camgya gij hozdung lawz gyoengqde maij haenx. Danghnaeuz gij binghcingz gyoengqde gaemhanh ndaej ndei，caemhcaiq haemq onjdingh，doiq gij yindung mbouj yungh goengrengz daiq lai haenx hix ndaej soengswt bae wngqdoiq，cix ndaej sawq guh saekdi yindung haemq haenqrem. Hoeng，aeu youq yindung gaxgonq yungh ndei yw yawhfuengz，guh ndei gij hozdung yawhbwh cukgaeuq，cijndaej camgya doxdax cingqsik，daegbied dwg lwgnyez. Gij wnggai giengzdiuh de dwg，gij hozdung rog ranz doiq ndang sim boux baenz ae'ngab haenx gig mizik.

Gangj daengz boux baenz ae'ngab menhsingq haemq naek haenx，aenvih ndangrengz caeuq gij goengnaengz aenbwt mbouj gaeuq，mbouj hab camgya gij yindung haenqrem. Cawz youzraemx caixvaih，ndaej guh di yindung haemq mbaeu ndeu，lumj daigizgenz、dijcauh、youzbyaij daengj，cungj dwg gij hozdung mizik ndang sim、demgiengz ndangdaej. Gyonj daeuj gangj，yindung doiq gij vunz cungj nienzgeij lawz cungj gig youqgaenj，boux baenz ae'ngab hix mbouj laehvaih. Gyoengqde ndaej genjaeu gij yindung rengz guh ndaej daengz，riengz dwk bingh ae'ngab ndaej gaemhanh，hix ndaej cugciemh demgya yindunglieng，caemhcaiq ciengzgeiz genhciz roengzbae. Cijmiz engq ndei bae demgiengz ndangdaej，cijndaej cungfaen yiengjsouh seiqvunz.

Gij Yienghsiengq Gingjgau Baenz Ae'ngab

Baenz ae'ngab gig noix mbouj miz gij yienghsiengq sien gingjgau. Dingzlai boux baenz ae'ngab haenx youq binghyiengh okyienh saek aen cungdaeuz gaxgonq couh miz gij ciudaeuz gingjgau (rengzndang bienqvaq). Gij ciudaeuz moix boux vunz mbouj doxdoengz，gij ciudaeuz mbouj doengz seizhaeuh hix mbouj doxdoengz. Doenggvaq sien liujgaij gij ciudaeuz mwngz caemhcaiq yungh banhfap, lauheiq ndaej mienx bae baez ae'ngab yiemzcungh ndeu. Cingj louzsim:

（1）Dauqngeix daengz gij cingzgvang mwngz baez gonq baenz ae'ngab, miz gvaq gij ciudaeuz lajneix lwi?

（2）Genjcaz gij ciudaeuz mwngz, caemhcaiq naeuz canghyw caeuq vunzranz mwngz nyi.

（3）Saeklaeuq doengh gij ciudaeuz neix okyienh, geiq ndei ciuq aen giva gaemhanh ae'ngab mwngz bae guh.

Danghnaeuz okyienh gij cingzgvang lajneix, cingj dwk "√":

☐Aen suzciz funghliuz doekdaemq

☐Haetcwi

☐Ae menhsingq, daegbied dwg youq gyanghwnz

☐Ukgyaeuj ngunhdot

☐Diemheiq hojnanz

☐Gyaeujdot

☐Haidaeuz roxnyinh aekndaet roxnaeuz aekin

☐Fatndat

☐Beij bingzciengz diemheiq gyavaiq

☐Simnyap mbouj onj

☐Yungzheih diemheiq mbouj swnh

☐Mug rih

☐Yungzheih baeg

☐Saeknaj gaijbienq

☐Da humz、raemxda rih roxnaeuz raemxda roengzyag'yag

☐Gvaengzda ndaem

☐Conghhoz humz、conghhoz in roxnaeuz conghhoz camx yungz

☐Lajhangz saenqdoengh roxnaeuz conghhoz yiengj

☐Gizyawz

Yienzhaeuh cungjgez gij ciudaeuz baenz ae'ngab swhgeij ceiq ciengz raen haenx baudaengz gijlawz.

Cieng Daih 5
Binghcunghab Ninzndaek Seiz Diemheiq Camhdingz

Sing Gyaen Lumj Byajraez Hix Dwg Bingh

Vunz youq ninzndaek seiz ndaej okyienh gak cungj yienhsiengq, gij ceiq ciengz raen de couhdwg ninzndaek seiz gyaen (couhdwg gyaen). Miz di vunz daj seiziq ninzndaek couh gyaen, miz di vunz seizcoz ninz mbouj gyaen, nienzgeij laux le, ninz gyaen, roxnaeuz nienzlaux seiz gyaen ndaej engq yiengj.

Ninzndaek seiz fatok sing gyaen, daemq ndaej dabdaengz $10 \sim 20$ fwnhbei, sang ndaej dabdaengz $75 \sim 85$ fwnhbei; binzliz ndaej dwg $60 \sim 10000$ hwzswz. Cungj singcauz sing sang neix, doiq gij vunz henzgyawj, dwg cungj gauxca gig hung ndeu.

Miz yenzgiu fatyienh, ninz seiz gyaen cingqcaen dwg cungj yienhsiengq ciengzseiz raen ndeu, bouxsai gij beijlwd fatseng de sang daengz $4\% \sim 31\%$, mehmbwk dwg $3\% \sim 19\%$, caemhcaiq gaenriengz nienzgeij bienq laux cix demgya, ndaej 60 bi seiz vunzsoq fatbingh dabdaengz ceiq sang, gvaqlaeng cugciemh gemjnoix.

Cungj sing gyaen neix vihmaz youq ninzndaek seiz fatseng, youh noix fatseng youq singj seiz? Laxlawz, ninz seiz gyoengqnoh saiheiq baihgwnz soengrungq, gyoengqnoh goeklinx hix dwg soengrungq doek roengz baihlaeng. Aenvih diemheiq seiz nohgwzgih sousuk, mizok gij rengzndoet dohroengz, yaek yinxhwnj gyoengqnoh saigwnz soengrungq neix loemq roengz, mbouj doengz cingzdoh cauxbaenz saiheiq saeklaengz. Bouxmbaeu couh sawj diuzroen doengloh baihgwnz bienq iq, bouxnaek ndaej hawj diuz saiheiq baihgwnz cienzbouh dimzsaek, mwhneix bouxvunz ciengzseiz roxnyinh conghhoz miz yiengh doxgaiq ndeu saekdawz, mbaet ndaej heiq cuengq mbouj okdaeuj, cigdaengz deng mbaet ndiu. Yunghrengz diemheiq le, cij ndaej dawz diuz saiheiq gwnz saeklaengz haenx cung hai, sawj gij saeklaengz aenvih gyoengqnoh saiheiq baihgwnz soengqrungq cauxbaenz haenx gejcawz bae, gij heiq diemcaw cijndaej doenggvaq, cingqciengz diemheiq hix ndaej hoizfuk.

　　Gij naengzlig fanjying aen cunghsuh sinzgingh hidungj doiq cungj mbaetheiq neix yinxhwnj gij mbaet ndiu de, gak boux miz cengca. Doiq mbangj boux fanjying lingzsingj haenx, ginggvaq caekdingh rengzlaengz saiheiq gwnz couh ndaej fatyienh: Itbuen boux cingqciengz diemheiq seiz, gij atlig ndaw aek, daihgaiq dwg -0.98 cenhba. Doiq doengh boux fanjying lingzsingj neix, cij dwg doengh gij rengzlaengz neix gya sang, hoeng lij caengz dabdaengz cienzbouh saeklaengz, hix mbouj miz mbaetheiq caeuq noix heiqyangj, youq gwnz geiqloeg gamcaek naujdenboh gyoengqde, cix ndaej fatseng gij yienhsiengq yaep seiz singj. Cungj vunzbingh neix, aenvih mwh ninz youq seizdinj ndiu demlai, hoj ninzndaek caem, cauxbaenz ninzndaek caem gemjnoix, ninzndaek gat baenz duenh, sinzgingh gyauhganj saenqhwnj demgya, ndaej yingjyangj aen uk ninz seiz cwkrom caeuq hoizfuk naengzliengh, mizseiz lij yinxhwnj hezyaz fanjying swng sang, simlwd gyavaiq. Seizneix bouxbingh ciengzseiz roxnyinh daengz gyanghwnz ninz mbouj ndaek、sim vueng、mbaet heiq, banngoenz cix okyienh gij biujyienh naetnaiq、mbouj miz rengz、ngah ninz、simcingz nyapnyuk、youheiq mbouj onj haenx. Doenghbaez dawz doengh cungj vunz neix dangguh gij bingh sinzgingh goengnaengz roxnaeuz sinzgingh sainyieg daeuj cawqleix. Seizneix roxnyinh daengz, cungj vunzbingh neix ciengzseiz dwg aenvih gij rengzgaz saiheiq gwnz demgya, cauxbaenz gij atlig ndaw aek demsang, cix yinxhwnj aen hidungj sinzgingh mizok fanjying. Yienhdaih yihyoz gaenq dawz doengh loih vunzbingh neix yawj baenz gij binghcunghab rengzlaengz saiheiq gwnz. Ndaej roxnyinh daengz diemj neix, doiq canghyw linzcangz cawqleix vunzbingh miz saedceih eiqngeih. Gij fuengfap yw cungj bouxbingh neix, wnggai dwg gemjdaemq ninzndaek seiz rengzgaz saiheiq demsang, cix mbouj dwg dandan wngqyungh gij yw ninz onj、caemdingh daeuj naenxhaed cungj sinzgingh fanjying doiq saiheiq gwnz rengzlaengz demsang. Aenvih gij yw ninz onj、caemdingh doiq diemheiq miz gij cozyung hanhhaed yaek gyanaek binghcingz.

Hoeng doiq mbangj boux naengzlig mbaet singj nguhmenh roxnaeuz mbouj lingzsingj haenx, cix yaek fatseng diemheiq dingzdaengx haemq nanz cij okyienh mbaetheiq, sawj gij hoengheiq hamz heiqyangj mbouj ndaej haeuj daengz ndaw saidiemheiq laj guh heiq doxvuenh, gij wyangjvadan ndaw ndang lawhvuenh mizok haenx mbouj ndaej baiz okdaeuj, boux haenqnaek de lij ndaej yinxhwnj sonh genj ndaw ndang mbouj doxdaengh, doiq goengnaengz aenndang miz sienghaih haemq daih. Doiq cungj bouxbingh neix, doenghbaez ciengzseiz dawz gij yienzaen gyoengqde fwtdai gyoebgyonj baenz simyenzsing fwtdai. Doiq bouxbingh fwtdai guh seihaiz buqcek yenzgiu, fatyienh bouxdai mbouj miz simdaeuz gaijbienq youqgaenj, cix dwg aenvih mbaetcaw, noix heiqyangj daengj cauxbaenz uk foeg raemx, apbik le cunghsuh sengmingh, cauxbaenz benjdauzdij aen'uk bongz caeuq bwt foeg raemx daengj gaijbienq, gangjmingz gij caencingq yienzaen doengh boux vunzbingh neix dai bae, dwg mbaetheiq yinxhwnj noix heiqyangj cij dai bae. Vihneix, doiq doenghboux ninzndaek seiz gyaen fatseng mbaetheiq, diemheiq camhdingz seizgan haemq nanz haenx, mbouj ndaej mbouj dawz haeuj rwz, mbouj ndaej nyinhnaeuz dwg gij biujyienh ninz ndaej ndei, aeu caenhliengh caeuxdi bae daengz doengh aen yihyen miz diuzgienh haenx caz cingcuj yienzaen, ceng'aeu caeuxdi ywbingh.

Gij Yungyiemj Ndaw Sing Gyaen

Daih'iek miz 1/4 bouxgyaen, ndaej fatseng ninzndaek seiz diemheiq camhdingz, seizneix cix mbouj dandan dwg gij vwndiz sing gyaen gauxca vunz lo. Danghnaeuz ninzndaek seiz sing gyaen lumj byajraez, youq sing gyaen gvaqlaeng youh sawqmwh deng mdaet, caiq dingq mbouj ndaejnyi singyaem, caemhcaiq mbaetheiq mauhgvaq 10 miux cung doxhwnj, yihyoz fuengmienh cix heuhguh fatseng "saeklaengz yinxhwnj ninzndaek diemheiq camhdingz". Danghnaeuz youq hwnz ndeu ninz 7 aen cungdaeuz ndawde, gij baezsoq cungj diemheiq camhdingz neix mauhgvaq 30 baez doxhwnj, roxnaeuz ninzndaek seiz moix aen cungdaeuz diemheiq camhdingz mauhgvaq 5 baez doxhwnj, cix heuhguh miz "binghcunghab ninzndaek seiz diemheiq camhdingz".

Aenvih ninzndaek diemheiq camhdingz, doenggvaq mbaetheiq caeuq fanfoek mbaet singj, cauxbaenz gij binghlwed noix heiqyangj, binghlwed dansonh sang, binghlwedsoemj, aen hidungj sinzgingh gag guhcawj gaijbienq caeuq ninzndaek gat baenz duenh daengj, yaek hawj gij goengnaengz lai aen gi'gvanh aenndang deng sonjhaih. Ndawde, doiq aen hidungj simsailwed yingjyangj haemq hung, ndaej fatseng hezyaz sang baenz aen hidungj, doenghmeg aenbwt atlig sang, simlwd mbouj cingqciengz, caemhcaiq yinxhwnj doenghmeg bienqyiengh giet ndongj, feiyenzsing binghsimdaeuz fatbingh demgya, engqlij ninzndaek seiz fwtdai. Linghvaih, aenvih gij goengnaengz aen'uk deng sonjsaet, ndaej yinxhwnj banngoenz ngah ninz, geiqsingq doekduix, haet hwnq gyaeuj in; gij goengnaengz aenraem gemjdoiq, yinxhwnj goengnaengz bouxsai gazngaih gemjdoiq. Noix heiqyangj gikcoi ndokngviz, sawj hungzsibauh demlai, fatseng bingh hungzsibauh lai daengj. Danghnaeuz mbouj ndaej gibseiz yungh mbangj di fuengfap ywbingh gejcawz ninz seiz diemheiq camhdingz, bouxbingh ciengzseiz deng ngaiznguh cazbingh, giepnoix gibseiz hableix bae ywbingh, mizseiz caiqlij cauxbaenz duenqbingh loek, ywbingh loek dem, gawq sai cienz yw, youh mbouj aeundaej ywbingh yaugoj wnggai miz haenx, boux haenqnaek haenx vanzlij yaek fatseng gij saeh liuh mbouj daengz.

Gyaen Yinxhwnj Hezyaz Sang

Hezyaz sang dwg cungj bingh ciengzseiz raen youz lai cungj yienzaen yinxhwnj haenx, hix ndaej dwg cungj biujyienh baenz bingh ndeu. Cungj hezyaz sang ndaej ra daengz yienzaen neix, yihyoz fuengmienh heuhguh ciepfatsingq hezyaz sang", cawzbae gij yienzaen baenzbingh le, hezyaz hix couh gig vaiq ndaej cugbouh hoizfuk lo. Hoeng gij hezyaz sang itseiz ra mbouj ok laizyouz de, couh heuhguh "yienzfatsingq hezyaz sang". Boux baenz binghcunghab nienzndaek seiz diemheiq camhdingz (daegbied dwg yiengh saeklaengz), miz 50% baedauq gyoebgyonj miz hezyaz sang. Cungj hezyaz sang neix ginggvaq soujsuz roxnaeuz aeu ginggvaq conghndaeng laebdaeb guh saiheiq cingqat daeuj ywbingh le, ninz seiz saiheiq gwnz saeklaengz siucawz lo, gij lwed heiqyangj daemq, mbaet singj aenvih diemheiq camhdingz yinxhwnj haenx hix ndaej siucawz lo. 1986 nienz gvaqlaeng, mbangj yihyozgyah gaenq dawz gij hezyaz sang aenvih ninzndaek seiz diemheiq camhdingz yinxhwnj haenx, vehfaen baenz ciepfatsingq hezyaz sang. Miz cimdoiq bae yw cungj bingh neix, mboujdan hezyaz doekdaemq, gij bingh wnq ninzndaek seiz diemheiq camhdingz yinxhwnj haenx, hix ndaej doxwngq hoizfuk.

Boux baenz hezyaz sang, goj sawq rau gij hezyaz ninz ndiu seiz, caeuq gij hezyaz mwh caengz ninz caekdingh doxbeij baez ndeu. Bouxbingh miz diuzgen gamcaek gij hezyaz 24 aen cungdaeuz, danghnaeuz fatyienh ninzndaek hezyaz mbouj doekdaemq, roxnaeuz dauqfanj swng sang, aeu singjgaeh, dwg mbouj dwg aenvih ninzndaek seiz diemheiq camhdingz yinxhwnj fanjyingsing hezyaz swng sang. Mbouj ndaej dandan gwn gij yw gyangqdaemq hezyaz, aeu cimdoiq ninz seiz diemheiq camhdingz bae ywbingh, ciengzseiz ndaej dingz gwn gij yw gyangqdaemq hezyaz hix ndaej daengz gij yaugoj hezyaz gyangqdaemq haemq nanz.

Diemheiq Camhdingz Caeuq Binghbwtsim

Feiyenzsing binghsimdaeuz menhsingq (genjdanh heuhguh "binghbwtsim") dingzlai dwg youz cihgi'gvanjyenz menhsingq、bwtheiqfoeg caeuq gij binghbwt geizlaeng gak geiz, cauxbaenz gij goengnaengz aenbwt mbouj caezcienz、noix heiqyangj, sawj gij rengzlaengz sailwed aenbwt caeuq atlig doenghmeg aenbwt demgya, gyanaek le gij rapdawz simgvaz cix fatseng. Mizgven cihsiz, gaenq youq cieng daih 4 ndawde gaisau gvaq.

Youq guek raeuz, gij binghbwtsim 80% doxhwnj dwg youz cihgi'gvanjyenz menhsingq、bwtheiqfoeg saeklaengz yinxhwnj. Linzcangz fuengmienh, hix ndaej raen mbangj boux hozgyawjsaej、aenbwt mbouj miz bingh, hoeng gaenjcij dwg biz roxnaeuz gyaen haenq caeuq ninzndaek seiz diemheiq camhdingz, hix baenz binghbwtsim. Gyaen caeuq ninzndaek seiz diemheiq camhdingz, yinxhwnj noix heiqyangj caeuq binghlwed dansonh sang gyanghwnz fanfoek baenz, doengzyiengh hix ndaej sawj gij rengzlaengz sailwed aenbwt demgya, gij atlig doenghmeg aenbwt fanfoek hwnjroengz caeuq swng sang. Boux haenqnaek de yienznaeuz mbouj miz gij bingh hozgyawjsaej、binghbwt, hix ndaej baenz binghbwtsim.

Danghnaeuz gaxgonq gaenq baenz cihgi'gvanjyenz caeuq binghbwt, caiq gya ninzndaek seiz gyaen caeuq diemheiq camhdingz noix heiqyangj caeuq binghlwed dansonh sang fanfoek baenz haenx, caemhcaiq hungzsibauh demlai, lwed niu gwd, atlig doenghmeg aenbwt、 rengzlaengz sailwed ndaw bwt swng sang engq mingzyienj.

Gaenriengz yizgi yenzgiu baenaj caeuq cingzbonj mboujduenh doekdaemq, youq doengh aen guekgya fatdad haenx gaenq gvangqlangh doigvangq wngqyungh ginggvaq aenndaeng lienzdaemh guh saiheiq cingqat ywbingh. Boux guh hong yihyoz guek raeuz guh yenzgiu hix biengjloh le gij gingniemh doxlumj haenx, daezsang le gij caetliengh gwndaenj bouxbingh, gemjnoix fatseng binghgyoebfat, neix doiq bouxbingh dwg cungj fukyaem ndeu.

Gij Huxndumj Ndaw Sing Gyaen

Gyaen yinxhwnj diemheiq camhdingz lij yaek yinxhwnj gij binghgyoeb wnq, mbouj ndaej mbouj fuengzre.

Saeklaengz yinxhwnj ninzndaek seiz diemheiq camhdingz, gyoebfat simdoengh daiq menh roxnaeuz fangzsiz II doh cienzyinx dimzsaek daengj simlwd mbouj cingqciengz, roxnaeuz gyanghwnz ninz simdaeuz in, hix wngdang yinxhwnj bouxbingh louzsim. Miz mbangj ninzndaek diemheiq camhdingz yiemzcungh haenx, gyanghwnz ninz ndaek lai baez fatseng II doh fangzsiz cienzyinx dimzsaek. Aenvih 24 aen cungdaeuz sinhden gamcaek wngqyungh youq linzcangz, doiq gyanghwnz ninzndaek seiz okyienh simlwd mbouj cingqciengz, aeu singjgaeh dwg mbouj dwg aenvih ninzndaek seiz diemheiq camhdingz yinxhwnj, ndaej caenh'itbouh guh genjcaz dozyiengh dohdauj ninzndaek, mienx deng fatseng duenqdingh loek nguh ywbingh.

Ninzndaek seiz diemheiq camhdingz (daegbied dwg saeklaengz cauxbaenz ninzndaek seiz diemheiq camhdingz) yinxhwnj lai cungj binghgyoebfat, gij doenghbaez yenzgiu haemq lai de dwg gij binghgyoebfat sim、 bwt、 uk, doiq aenmak miz maz yingjyangj, gaenh geij bi daeuj hix miz di yenzgiu caeuq nyinhrox, hoeng lij caengz yinxhwnj boux vunzbingh caeuq doengh boux canghyw haenx yawjnaek. Gij binghyiengh ceiq yungzheih louzsim haenx, daegbied dwg doengh boux nienzlaux bingh haemq naek haenx, ciengzseiz miz gyanghwnz nyouh gyalai, gyanghwnz ok nyouh 1~2 baez, boux lai haenx 3~4 baez. Ginggvaq mizyauq ywbingh, lumjbaenz ginggvaq aenndaeng lienzdaemh guh saiheiq cingqat doengheiq ywbingh, gyanghwnz ok nyouh mingzyienj gemjnoix roxnaeuz cingqciengz.

Haujlai bingh ndaej yinxhwnj maksiujgiuz baiz ok danbwz, youq ndaw nyouh ndaej fatyienh nyouhdanbwz. Gij vunz aenvih saeklaengz yinxhwnj ninzndaek seiz diemheiq camhdingz haenx, hix aiq yinxhwnj maksiujgiuz nyouhdanbwz, hoeng ciengzseiz mbouj buenx miz nyouhlwed caeuq nyouh- gihganh swng sang. Binglijyoz makdaep yienh'ok mbouj miz gij gaijbienq daegbied, siujsoq miz maksiujgiuz giet ndongj. Caeuq mak fatyienz, binghmak mbouj doengz, de mbouj miz gij yinhsu menjyizsing camgya, dwg goengnaengzsingq nyouhdanbwz, dwg youz diemheiq camhdingz le noix heiqyangj yinxhwnj. Ginggvaq mizyauq ywbingh, nyouhdanbwz ndaej siusaet roxnaeuz gemjmbaeu.

Mboujlwnh dwg saeklaengz roxnaeuz cunghsuhsing ninzndaek diemheiq camhdingz, cungj ndaej youz 10 lai cungj bingh mbouj doxdoengz yinxhwnj. Mbangj di bingh yungzheih yawjraen lumjbaenz biz, lajhangz bienq yiengh, linxgaeq co raez, benjdauzsen biz hung daengj. Gyoengq canghyw loq louzsim di, cix mbouj nanz fatyienh. Hoeng, mbangj di gyazcangsen goengnaengz mbouj denjhingz haenx gemjnoix, cuizdij iemqok gizsu sengmaj yinxhwnj gij bingh byaidin byaifwngz biz hung daengj gij bingh neifwnhmiz, bouxbingh daeuj yawjbingh gag lwnh ninzndaek seiz mbaetheiq, banngoenz ngah ninz, sien dwg yawj mwnzcinj aengoh diemheiq, cix mbouj dwg yawj mwnzcinj aengoh neifwnhmiz. Neix couh iugouz gyoengq canghyw mboujdan aeu rox gij conhgoh cihsiz diemheiq, doiq bingh neifwnhmiz, hix wngdang miz gij cihsiz doxwngq de, cij mbouj ndaej doiq boux vunzbingh yawj loeng roxnaeuz laeuh yawj.

Doiq gyaen yinxhwnj ninzndaek seiz diemheiq camhdingz, mbouj ndaej mbouj dawz haeujsim. Doenggvaq gij sing gyaen lumj byajraez, aiq fatyienh gij caensiengq mbangj di bingh, roxnaeuz doenggvaq yw binghgyaen, sawj mbangj di bingh mbouj yw hix ndei, gij youqgaenj de dwg doiq gyaen miz nyinhrox.

Yiengh Gyaen Lawz Yaekaeu Yw

Aenvih gij bingcingz gyaen caeuq ninzndaek seiz diemheiq camhdingz naek mbaeu mbouj doengz; gij cingzdoh binghlwed noix heiqyangj naek mbaeu mbouj doxdoengz; bouxbingh doiq noix heiqyangj naihsouh mbouj doengz, noix heiqyangj doiq gij goengnaengz gak aen gi'gvanh ndangdaej sonjhaih, gak boux hix miz cabied, ndigah vunzbingh daeuj yawjbingh gag lwnh caeuq ywbingh geijlai gaenjbik caemh gag miz mbouj doengz.

Duenqdingh gij binghcingz bouxbingh aeu miz gwzgvanh genjcaz daeuj faensik binghcingz caeuq gij cingzdoh yiemzcungh de. Gij fuengfap genjcaz ciengzseiz yungh haenx dwg aen doz dohdauj ninzndaek roxnaeuz codaeuz genjcaz daengj, yungh daeuj duenhdingh gij loihhingz bouxbingh diemheiq camhdingz caeuq gij cingzdoh youqgaenj de, yawj diemheiq camhdingz dem noix heiqyangj ninzndaek caeuq simdaeuz miz maz yingjyangj. Yungh gij sawqniemh lai baez ninz yaepseiz gij seizgan ndumjyouq, daeuj duenqdingh gij cingzdoh vunzbingh banngoenz ngah ninz de, caeuq gij binghninz wnq (lumjbaenz binghninz fatbingh) guh gamqbied. Doiq gij bingh gyoebfat lai cungj gi'gvanh sim、bwt、uk daengj doiq ninz seiz diemheiq camhdingh gyoebfat haenx, aeu gaengawq linzcangz biujyienh caeuq mbangj di genjcaz mizgven haenx daeuj buenqdingh miz mbouj miz binghgyoebfat caeuq gij cingzdoh baenzbingh youqgaenj. Mbouj nanz yawj ndaej ok, doiq doenghboux gyaen seiz okyienh gij binghyiengh diemheiq camhdingz roxnaeuz okyienh binghgyoebfat (lumjbaenz miz banngoenz baegnaiq、ngah ninz yiemzcungh、ninzndaek seiz deng mbaet singj roxnaeuz ninz ndiu le hezya swng sang, hezyaz sang hoeng doiq yw gyangqdaemq hezyaz ywyauq mbouj ndei, gyanghwnz ninzndaek okyienh simlwd mbouj cingqciengz、sim geujin、binghbwtsim、bingh simsailwed caeuq gij naengzlig geiqsingq doekdaemq daengj), haengjdingh dwg aeu caiq bae genjcaz ywbingh, aenvih genjcawz ninzndaek seiz diemheiq camhdingz le, ndaej sawj gij binghyiengh vunzbingh siusaet roxnaeuz gemjmbaeu, binghgyoebfat ndaej hoizsoeng roxnaeuz mbouj caiq gyanaek fazcanj roengzbae.

Linzcangz yenzgiu lij cazyawj daengz, danghnaeuz moix aen cungdaeuz ninzndaek diemheiq camhdingz roxnaeuz gij baezsoq diemheiq bienqfeuz, mauhgvaq 20 baez doxhwnj, dwg boux baenzbingh cungdoh、binghnaek. Danghnaeuz mbouj yw, gvaq 5 bi le gij binzliz baenz gak cungj binghgyoebfat simsailwed caeuq gij beijlwd daibae cix demgya mingzyienj. Doiq doenghboux baenz bingh mbaeu mbouj gaeuq gij byauhcunj duenqbingh gwnzneix, hix yaekaeu guh itdingh dazyinx, baenzneix daeuj fuengzre binghcingz fazcanj. Vihneix, doiq bouxbingh gag naeuz ninz gyaen roxnaeuz diemheiq camhdingz mbouj cwxcaih roxnaeuz cungdoh bien naek haenx, wnggai daengz gij yihyen miz diuzgen haenx, caenh'itbouh genjcaz caeuq ywbingh.

Gyaen caeuq ninzndaek seiz diemheiq camhdingz ndaej yw ndei. Ndaej ra daengz gij laizyouz gyaen caeuq diemheiq camhdingz, wnggai caenhliengh cawzbae, lumjbaenz bingh byaifwngz byaidin biz hung、gij goengnaengz gyazcangsen gemjdaemq haenx, wnggai daengz aengoh neifwnhmiz cazbingh ywbingh, gaenriengz ywbingh cienj ndei, gyaen hix ndaej gemjmbaeu caeuq siucawz. Gij binghgyoebfat youz gyaen caeuq diemheiq camhdingz yinxhwnj haenx, hix wngdang cimdoiq mbouj doengz cingzgvang faenbied bae cawqleix. Itbuen cimdoiq gyaen caeuq ninzndaek seiz diemheiq camhdingz, gij muzdiz ywbingh dwg:

(1) Daezsang gij rengz ndangnoh saiheiq gwnz. Lumjbaenz boux baenz mbaeu cungdoh, wnggai gienq de gaiq ien, gaej gwn gij yw ninz onj、yw simdingh. Boux baenz binghnaek, ndaej gwn yw dingj simnyap (lumjbaenz bujlozdilinz), yungh veizden gikcoi nohlinx caeuq saiheiq gwnz daengj.

(2) Demgya gij dijciz saiheiq gwnz. Doiq doenghboux bingh mbaeu、cungdoh haenx, genyi youq ninz seiz baexmienx ninz daengjhai, gujli nyeng ndang ninz, boux biz wngdang gemjmbaeu ndangnaek. Doiq boux sibgvenq aj bak diemheiq haenx, boux goeklinx suk dauqlaeng haenx ndaej raek aenhaepbak, yienghneix youq ninz seiz dawz nohheuj baihlaj rag coh baihnaj, baenzneix sawj goeklinx caeuq hwklaj nod coh baihnaj, gij mienhcik saiheiq laj ndaej gya'gvangq. Cungj ywbingh neix doiq bouxlaux caeuq ninz seiz aj bak diemheiq, doenghboux guh le soujsuz cauhguh hwk conghhoz gvaqlaeng gij yaugoj mbouj yienhda, roxnaeuz doenghboux giz goeklinx doek roengz haenx haemq habyungh. Boux binghnaek haenx ndaej guh gizgvangh gvejcawz linxgaeq roxnaeuz guh soujsuz cauhguh hwk conghcoz, cawzbae linxgaeq co raez, gvejcawz benjdauzdij biz hung, caemhcaiq sawj hwkunq daiz hwnjdaeuj, sawj gij mienhcik bak conghhoz gya'gvangq.

(3) Gemjnoix saiheiq gwnz deng naenx roxnaeuz laebhwnj henz saiheiq doengheiq. Vihliux baujciz saiheiq ndaeng doengrat, ndaej yungh gij yw suk sailwed habliengh ndik haeuj conghndaeng. Hix ndaej gvejcawz gij nohmaj

ndaw aenndaeng, niujcingq cunghgwz conghndaeng gutgoz daengj. Lij ndaej yungh ginggvaq aenndaeng laebdaeb guh saiheiq cingqat doengheiq daeuj ywbingh caeuq youq gwnz hozgyongx guh conghlaeuh baujlouz daujgvanj soujsuz. Cungj fuengfap ywbingh baihlaeng yiennaeuz mbouj dwg gij fuengfap ywbingh ceiq ndei, hoeng doiq boux binghnaek roxnaeuz gaenq baenz binghgyoebfat、 yingjyangj gij sengmingh caeuq caetliengh gwndaenj bouxbingh, vanzlij dwg cungj soujduenh gouqmingh youqgaenj、 noix mbouj ndaej ndeu, ywbingh yaugoj ceiq ndei. Yienghneix ndaej gemjmbaeu binghgyoebfat, sawj bouxbingh ciengzgeiz lixyouq. Hoeng gij soujsuz guh saiheiq conghlaeuh dwg miz sienghaih, hohleix mbouj fuengbienh, doengzseiz yungzheih deng lahdawz. Gaenh geij bi daeuj linzcangz gaenq noix wngqyungh, caemhcaiq youz ginggvaq aenndaeng lienzdaemh guh saiheiq cingqat ywbingh daeuj dingjlawh. Cungj fuengfap ywbingh neix, dwg youq mwh ninzndaek daiq aenngegndaeng ndeu. Aenngegndaeng caeuq aendoengheiq lienzciep, youz aendoengheiq daezhawj itdingh atlig, sawj mwh ninzndaek saiheiq loemq haenx cung hai, caemhcaiq sawj gij saiheiq gwnz yungzciz caeuq doengheiq ndaej veizciz, dwg seizneix cungj fuengfap ywbingh mizyauq ceiq ciengz yungh mbouj sieng vunz haenx. Aen fap neix yiennaeuz ngamq miz vunzbingh 70% ndaej ciepsouh, hoeng saek ngoenz hab'wngq cungj fuengfap ywbingh neix le, binghyiengh ndaej cienzbouh siucawz bae, gij hezyaz sang gyoebfat haenx hix ndaej cugciemh doekdaemq, mizseiz caiqlij cienzbouh dingz yungh yw gyangq hezyaz dem. Ywbingh le, cunghsuh sinzgingh ndaej hoizfuk gij goengnaengz diuzcez diemheiq, bingh hix ndaej daengz hoizsoeng.

Niujcingq Gij Sibgvenq Ajbak Diemheiq

Haujlai vunz (daegbied dwg bouxlaux) ciengzseiz naeuz ninz ndiu le bak sauj linx hawq, conghhoz in mbouj cwxcaih, conghhoz miz myaiz niu nem dwk, myaiz niu hoj ae ok, ciengzseiz baenz conghhoz in. Neix dauqdaej dwg vihmaz ne? Ginggvaq yenzgiu fatyienh, gij yienzaen cauxbaenz cungj yienhsiengq neix, dingzlai caeuq mwh ninzndaek ajbak diemheiq mizgven. Aen yienzaen youqgaenj ndeu dwg aenvih conghndaeng conghhoz conghbak miz bingh (lumjbaenz ndaw ndaeng miz nohmaj、 bizgyaz baihlaj biz hung、 bizyenz、 nemmuek aenndaeng foegraemx）, lwgnyez ciengzseiz aenvih benjdauzdij caeuq gij senyangdij youq baihlaeng conghndaeng biz hung daengj, cauxbaenz gij heiq aenndaeng diemheiq mbouj doengswnh roxnaeuz dimzsaek, mbouj ndaej mbouj ajbak diemheiq, baenzneix daeuj dienzbouj conghndaeng conghbak doengheiq mbouj gaeuq. Doenghboux vunzbingh neix cijaeu bae aengoh rwz ndaeng conghhoz genjcaz baez ndeu, fatyienh caeuq gejcawz gij huxndumj ndaeng bak, couh ndaej gejcawz ndaeng saek, ndaeng doeng heiq hoizfuk cingqciengz.

Linghvaih, bouxlaux aenvih gij naengzlig diuzcez sinzgingh doekdaemq, ninz seiz gij rengz ndangnoh gya'gvangq doekdaemq, gij gvanhcez lajhangz soengrwnh, ninzndaek seiz gvanhcez lajhangz doek dohroengz, aen bak swhyienz aj. Riengz dwk gij heiq diemheiq haeuj bak, hix yaek cauxbaenz aeu bak daeuj diemheiq. Doiq doengh bouxlaux neix, ndaej bae aengoh coih bienqyiengh yihyen conghbak, gaengawq yienghheuj swhgeij, guh aen doxgaiq haepbak ndeu. Ninz seiz raek hwnjdaeuj, ninz singj le duet roengzdaeuj, hawj diuzlinx youq mwh ninzndaek veizciz aen diegvih gaxgonq roxnaeuz baenaj, sawj daengx aen gvanhcez hangz nod daengz baihnaj bae, goeklinx nod baenaj, baenzneix daeuj fuengzre ninz seiz goeklinx doek dohroengz saeklaengz saiheiq gwnz. Cungj bouxbingh neix ninz seiz, ceiq ndei dwg nyeng ndang ninz, hix ndaej yungh baengzdiuz daiz hangz hwnjdaeuj, neix hix ndaej siucawz roxnaeuz gemjmbaeu binghyiengh.

Ajbak diemheiq doiq ndangcangq mbouj leih. Aeu ndaeng diemheiq seiz, gij hoengheiq ndaw vanzging ginggvaq conghndaeng haeuj daengz le saidiemheiq, conghndaeng ndaej lawhvuenh gij faenx co ndaw hoengheiq, lij miz gij cozyung gya dohraeuj sawj hoengheiq bienq cumx dem. Danghnaeuz aeu bak bae dingjlawh conghndaeng diemheiq, gij goengnaengz baujhoh conghndaeng couh mbouj ndaej fazveih, gij hoengheiq hawqsauj、 caengz ginggvaq genjleh fanfoek haeuj ok, sawj nemmuek conghhoz deng hoengheiq hawqsauj gik seizgan nanz le, yaek cauxbaenz nemmuek hawqsauj. Mboujdan hawj conghhoz bienq sauj, myaiz caeuq gij doxgaiq iemqok conghbak niu gwd, nemmuek hix yaek hamz lwed fatyienz. Doengh gij cingzgvang neix daegbied yungzheih yinxhwnj saidiemheiq lahdawz. Bouxyiemzcungh haenx, aenvih ninzndaek seiz goeklinx loemqroengz, sawj gij rengzlaengz saidiemheiq demgya, cauxbaenz mbaetheiq roxnaeuz ninz seiz diemheiq camhdingz, ndaej sawj seizgan ninz gemjnoix, ninzndaek mbouj gaeuq. Danghnaeuz daj neix cauxbaenz lwedyangj mbouj gaeuq, vanzlij ndaej okyienh sim、bwt、uk daengj baenzroix bingh, daegbied dwg doiq bouxgeq sienghaih engq daih.

Gaiq Laeuj Hix Dwg Banhfap Ndei Fuengzceih

Aenvih ciujcingh loq miz doeg, gaenriengz gwn laeuj soqliengh demgya, aen hidungj cunghsuh sinzgingh ndaej daj angq cienj baenz gij cangdai gaemhanh. Gij binghyiengh naekmbaeu fatseng haenx caeuq gak boux minjganj doxgven. Danghnaeuz gij yizcunz suijbingz ndaw lwed dabdaengz moix swng 50~90 hauzgwz, cix yaek okyienh gij seizgan ninzndaek sukdinj caeuq ninzndaek caem gemjnoix, bouxbingh ciengzseiz roxnyinh ninz luenhlablab, ninz ndiu demgya. Doiq doengh boux ndangcangq mbouj miz binghyiengh haenx, aenvih sailwed baihrog gya'gvangq, gyoengq ndangnoh saiheiq gwnz soengrwnh, rengzlaengz saiheiq demgya, caeuq aenvih nohgwzgih sousuk, ndaej cauxbaenz saiheiq gwnz loemq dohroengz, yinxhwnj gyaen roxnaeuz saeklaengzsingq ninzndaek seiz diemheiq camhdingz. Doiq doengh boux ninz gyaen menhsingq caeuq boux gaenq baenz saeklaengzsingq ninzndaek seiz diemheiq camhdingh, aenvih ciujcingh doiq cunghsuh sinzgingh caeuq diemheiq miz gij cozyung hanhhaed, couh ndaej sawj sing gyaen vunzbingh engq hung, gij seizgan saeklaengzsingq ninzdaek seiz diemheiq camhdingz engq nanz, gij baezsoq fatseng demgya, noix heiqyangj engq youqgaenj. Doiq boux baenz binghbwt saeklaengz menhsingq roxnaeuz binghbwtsim, ndaej sawj vunz ninzndaek seiz diemheiq engq feuz, gyanghwnz ninzndaek seiz binghlwed noix heiqyangj engq youqgaenj. Doengh gij vunz neix wnggai gaiq laeuj.

Daih dingzlai vunzhung ciujcingh cingh cauxbaenz daibae soqliengh dabdaengz 250~500 hauzswngh. Daihliengh gwn laeuj, danghnaeuz sawj gij noengzdoh yizcunz ndaw moix swng lwed hung gvaq 400 hauzgwz, cix ndaej yinxhwnj maezngunh haenq, diemheiq feuz menh, naengbak heuaeuj, naengnoh hausak、nitcumx, diemheiq sinzvanz sainyieg, hix ndaej fatseng sim、uk、bwt、mak daengj binghbienq, gij hougoj de mbouj gamj bae liuhsiengj. Vihneix, doiq boux cingqciengz caeuq boux miz bingh, cungj aeu gienq mbouj hab gwn laeuj lai, daegbied mbouj wngdang gwn laeuj get. Doiq doengh boux ninz gyaen caeuq ninzndaek seiz diemheiq camhdingz dem boux guhbaenz sibgvenq ciengzgeiz gwn laeuj, wnggai gienq de gaiq ien、gaiq laeuj.

Lwgnyez Gyaen Gaej Yawjlawq

Miz boux lwgnyez ndeu, ninzndaek seiz sing gyaen lumj byajraez, caenh'itbouh cam bohmeh lwgnyez, rox lwgnyez gyoengqde mboujdan sing gyaen gok, caemhcaiq ciengzseiz deng mbaet ndiu le sawqmwh naengh hwnjdaeuj, gyanghwnz hanh haemq lai. Sijsaeq cazyawj, fatyienh gij naengbak boux lwgnyez neix hix miz di sukdinj ndiengq hwnjdaeuj, fatmaj beij lwgnyez doengzlingz hix loq ca. Gaenq daeuj wzgoh yawjbingh, mbouj fatyienh maz bingh. Gvaqlaeng bae aengoh rwz ndaeng conghhoz genjcaz, fatyienh dwg aenvih senyangdij demlai caeuq benjdauzdij biz hung yinxhwnj, ndigah cij diemheiq dwgrengz caeuq ciengzseiz ajbak diemheiq. Gvaqlaeng guh soujsuz gvejcawz senyangdij、benjdauzdij, binghyiengh cienzbouh siusaet, soujsuz gvaqlaeng sengmaj hix haemq vaiq lo.

Miz mbangj lwgnyez hangzlaj fatmaj mbouj ndei roxnaeuz hangz mbouj cingqciengz, hix ciengz miz ninzndaek seiz gyaen, sengmaj beij lwgnyez doengzlingz ca, neix dauqdaej dwg vihmaz ne? Laxlawz gij gizsu sengmaj ndaw ndang bouxvunz dwg youq mwh ninz caem baenz yiengh megcung iemqok, boux lwgnyez ninz gyaen roxnaeuz ninzndaek seiz diemheiq camhdingz haenx, aenvih mwh ninzndaek fatseng le noix heiqyangj caeuq gij binghlwed dansonh sang, sawj ninzndaek caem gemjnoix, gizsu sengmaj iemqok doekdaemq, yingjyangj daengz lwgnyez hungmaj.

Ciengzseiz miz gyahcangj fatyienh lwgnyez ninz seiz gyaen, hwnjdangz seiz maij raninz, rengzhaeujsim mbouj caebcomz, hagsib dwgrengz, cingzcik doekdaemq. Lauxsae caeuq gyahcangj doiq gij bingh neix gig noix nyinhrox, ciengz loek nyinhnaeuz lwgnyez seng daeuj couh huk, dwg boux gik, mizseiz lij ndaq hoenx lwgnyez. Byawz rox, doengh boux lwgnyez neix miz cungj bingh ndeu, miz itdingh sengleix giekdaej caeuq yienzaen baenzbingh, danghnaeuz guh ywbingh doxwngq, cingzgvang couh yaek cugciemh bienq ndei hwnjdaeuj.

Cieng Daih 6
Bwt Baenz Ngaiz

Bwtngaiz Dwg Baenzlawz Baenz

Bwt baenz ngaiz dwg ceij gij baezyak youz sangbiz sibauh cihgi'gvanj faengej yienjbienq cauxbaenz, aenvih de yienzfat youq aenbwt, ndigah heuhguh "yienzfatsingq cihgi'gvanj bwtngaiz".

Doiq bwt baenz ngaiz daeuj gangj, gij yinhswj baenz ngaiz gig lai, gawq miz gij singqcaet vanzging, youh miz gij singqcaet goekgaen、yizconz; gawq miz gij singqcaet vayoz, youh miz gij singcaet vuzlij、swnghvuz.

Bwt baenz ngaiz caeuq binghngaiz gizyawz doxdoengz, aeu ginggvaq cungj gocwngz yienjbienq raezrangh ndeu. Aenndang ciepcuk gij yinhswj baenz ngaiz seiz, mbouj ndaej caz raen mbouj cingqciengz, fanjying daegbied numq, ndojyouq. Ciengzseiz baenz bi baenz ndwen le, youq mwh mbouj rox mbouj nyinh, binghngaizcwng caegguk hoenx daengz. Geiz ndumjyouq noix cix geij bi, lai cix geijcib bi. Youq ndaw gocwngz yienjbienq raezrangh neix, bouxvunz miz yisiz roxnaeuz mbouj miz yisiz bae ciepcuk gij yinhswj baenzngaiz (miz mbangj dwg gij yinhswj baenz ngaiz, miz mbangj dwg gij yinhswj coi baenz ngaiz), caeuq ndangdaej gak cungj fuengzhen、dingj bingh、diuzgung、coihfuk daengj yinhswj goekgaen de fukcab doxgeuj youq itheij, dox siuhwnj, dox hanhhaed. Neix hix couh nangqdaengz vanzging caeuq ndangdaej song aen fuengmienh. Youq ndangdaej fuengmienh, youh miz mbangj giz fanjying caeuq cingjdaej diuzgung song fuengmienh, yienjok youq bwt baenz ngaiz fuengmienh, caz cingcuj yienzaen gig ganz.

Saedsaeh cwngmingz, cit ien dwg gij yinhsu baenzngaiz caeuq coicaenh baenzngaiz gig giengz haenx. Bwt baenz ngaiz 80% doxhwnj, gvi daengz goekgaen dwg cit ien roxnaeuz caeuq cit ien mizgven. Bwt dwg aen gi'gvanh diemheiq youqgaenj ndang vunz, ndigah gij bingh bwt bietyienz caeuq diemheiq miz gvanhaeh maedcaed, ciengzseiz dwg bingh daj conghndaeng daeuj.

Cit ien ndaej yaeuhfat bwt baenz ngaiz lingh aen yienzaen youqgaenj ndeu dwg beidung cit ien, couhdwg bonjfaenh mbouj ict ien, hoeng gij vunz seiqhenz cix ciengzseiz citien, yienghneix de hix couh sup haeuj gij doxgaiq miz haih ndaw hoenz. Gij ien beidung cit haenx, gij doxgaiq cauxbaenz binghngaiz mbouj noix gvaq bouxcitien.

Yienznaeuz cit ien dwg gij cujyau yienzaen bwt baenz ngaiz, hoeng mbouj dwg sojmiz bouxcitien cungj ndaej bwt baenz ngaiz, daih'iek dwg 10%. Hoeng boux mbouj cit ien hix ndaej fatseng bwt baenz ngaiz. Daegbied dwg feisenngaiz, neix dwg aenvih bwt baenz ngaiz miz lai cungj yinhsu yinxhwnj, cit ien dwg aen yinhsu youqgaenj yinxhwnj bwt baenz ngaiz cix mbouj dwg dandog aen ndeu, ciengzseiz aeu miz gij yinhsu wnq boiqhab mizok cozyung. Caiq miz, ciepcuk gij yinhsu baenz binghngaiz cij dwg vaiyinh, doeksat dwg mbouj dwg baenz binghngaiz, lij caeuq gij goekgaen aenndang, caeuq gij yinhsu baenz ngaiz youq ndaw ndang bonjfaenh dingjvuenh bienq hoengh, gaijdoeg dem gij goengnaengz dingj bingh fuengzhen daengj cungj miz gvanhaeh.

Youq ndaw vanzging hoengheiq uqlah guhhong, gwndaenj, lumjbaenz youq sikgvangq, sizmenzgvangq caeuq moux di gvangq cungginhsuz, vagunghcangj daengj dieg guhhong, ciengzseiz sup haeuj daihliengh faenx miz doeg, seizgan nanz le hix yungzheih ndaej bwt baenz ngaiz.

Linghvaih, gij heiqfeiq conghheuq gunghcangj, giceh baizcuengq haenx, cungj hamz miz daihliengh dohvanzfanghgingh vahozvuz, dohvanzfanghgingh vahozvuz cix dwg daih loih vahozvuz cauxbaenz binghngaiz. Gij hoenzien ndaw meiz mbouj miz hoenz haenx, hamz miz bwnjbingbi sang daengz 6490 veizgwz/100 lizfanghmij. Youznaek, giyouz, meizdan caeuq liuzanh roxnaeuz sam gaep anh, ndaej habbaenz doxgaiq baenz ngaiz —— yasiuh'anh. Ginggvaq liuzhingz bingyoz diucaz fatyienh, gunghyinz lienh gang sup faenx, danghgih caeuq yangjvadan daengj, bwt baenz ngaiz fatbingh beijlwd beij vunz bingzciengz lai 10 boix.

Gijgwn youzlauz bingj, cien, oenq aen gocwngz cauhguh haenx mizok youzremj. Gij vunz guh hangh hong neix, ciengz bi baenz ndwen sup haeuj cungj heiqien neix, hix yungzheih ndaej bwt baenz ngaiz. Mehmbwk ciengzgeiz youq ndaw ranzdajcawj guhhong, suphaeuj daihliengh youzien dajcawj seiz miz okdaeuj haenx, dwg gij yienzaen yaeuhfat baenz binghngaiz.

Seizneix caiq haeujlaeg yaenglwnh aen vwndiz bouxvunz mizyinx ndeu, couhdwg youq ndaw vanzging hoengheiq uqlah doxdoengz ndawde guhhong caeuq gwndaenj, roxnaeuz doengzyiengh cit ien, vihmaz hix dan miz siujsoq vunz baenz bwtngaiz ne? Neix caeuq gij neiyinh ndangvunz miz gvanhaeh maedcaed, hix couhdwg gij singqcaet yungzheih baenz bingh yihyoz fuengmienh ciengzseiz gangj haenx. Vaiyinh bietdingh aeu doenggvaq neiyinh cij ndaej miz cozyung, neix doiq baezfoeg fatseng、fazcanj daeuj gangj, dwg gig mingzbeg doekdingh. Youq neiyinh fuengmienh, soujsien cingsaenz yienghsiengq nem gij cingzgvang sinzgingh goengnaengz, caeuq baezfoeg fatseng、fazcanj mizgven. Ciengzgeiz simcingz mbouj soeng roxnaeuz cingsaenz fuengmienh deng hanhhaed yingjyangj daengz gij naengzlig dingjbingh ndangvunz, sawj vunz yungzheih baenz binghngaiz, bwtngaiz swhyienz hix mbouj ndaej cawzok lo.

Gij yinhsu ndangdaej, daegbied dwg gij goengnaengz dingjbingh、gij hidungj sinzgingh、gij hidungj neifwnhmiz、yizconz、cingsaenz yienghsiengq daengj, doiq bwt baenz ngaiz caeuq gij baezfoeg wnq fatseng caeuq fazcanj, miz gij yingjyangj youqgaenj de. Geqgoem、dengsieng (baudaengz cingsaenz dengsieng) doiq baenz bwtngaiz daeuj gangj, hix dwg gij yinhsu baenz bingh youqgaenj. Bwt baenz ngaiz caeuq gij singqcaet、giengzdoh dem cozyung seizgan aen vaiyinh baenz ngaiz miz itdingh gvanhaeh, doengzseiz hix bietdingh aeu miz gij yinhsu baihndaw caeuqfaenh. Gyonj daeuj gangj, gij yienzaen bwtngaiz caeuq aen fazcanj gocwngz fatseng de gig fukcab, baenzlawz cungj mbouj dwg aen yinhsu dan'it cauxbaenz.

Bwt baenz ngaiz goj ndaej fuengzre, gij fuengfap de dwg vut bae moux di yawjfap conzdungj mbouj cingqdeng, genjaeu gij fuengsik gwndaenj gohyoz、hableix, cawzbae gij gwndaenj sibgvenq mbouj ndei, gaijndei vanzging diuzgen guhhong caeuq ranzyouq daengj. Doenggvaq daengx biengz doengzcaez roengzrengz, gij hong yawhfuengz bwt baenz ngaiz itdingh ndaej miz cingzyauq yienhda.

Yiengh Cungsim Bwt Baenz Ngaiz

Bwt baenz ngaiz youq ndaw bwt sengmaj gizdieg de mbouj doengz, miz mbangj bwt baenz ngaiz youq ndaw bwt saedcaet rog bwt, miz mbangj cix maj youq henzgyawj doubwt. Gizdieg sengmaj depgaenh doubwt haenx heuh de guh "yiengh cungsim bwt baenz ngaiz". Youq gwnz dozbenq bakaek X sienq, yiengh bwt baenz ngaiz cungsim biujyienh baenz doubwt baenz ndaek ngumhngaeuz. Yiengh cungsim bwt baenz ngaiz depgaenh doubwt miz geij aen daegdiemj: It dwg youq ndaw myaiz genj ok bijliz beij yiengh seiqhenz bwt baenz ngaiz sang; ngeih dwg cihgi'gvanjging genjcaz yungzheih fatyienh gij binghcauq ndaw gvanjgyangh, fuengbienh guh catgenj, cazra ngaiz sibauh caeuq daezaeu hozgenj guh binghleix duenqbingh.

Yiengh cungsim bwt baenz ngaiz yungzheih yinxhwnj cihgi'gvanjgyangh deng saek, cauxbaenz saeklaengz fatyienz roxnaeuz aenbwt mbouj mbehai. Linghvaih, aenvih yiengh cungsim bwt baenz ngaiz yungzheih ciemqfamh gij cujciz youqgaenj henzgyawj doubwt, lumjbaenz cawjdoenghmeg、doenghmeg megcingx aenbwt、simbau daengj, sawj soujsuz miz yungyiemj daihdaih demgya, hoeng gij gojnaengzsingq cawzraeg gemjnoix, ndigah yw bingh yaugoj mbouj ndei.

Aenvih yiengh cungsim bwt baenz ngaiz dwg youq doubwt, ciengzseiz yungzheih apbik roxnaeuz dimzsaek cihgi'gvanj hung, miz saek ngoenz hozgyawjsaej deng at roxnaeuz dimzsaek, hozgyawjsaej bienq gaeb roxnaeuz cienzbouh mbouj doeng, cwkrom hwnjdaeuj, gig yungzheih cauxbaenz ciepfat lahdawz, baenz gij feiyenz youz saeklaengz yinxhwnj. Youq linzcangz fuengmienh biujyienh baenz fatndat, dungxsaej mbouj cwxcaih, baenzae gyanaek, myaiz bienq lai, mbawdoz bakaek X sienq ndaej raen gij ngumhngaeuz aenbwt gyahung daengj, binghyiengh haemq mingzyienj. Aenvih hozgyawjsaej mbangj giz roxnaeuz cienzbouh dimzsaek, ndaej cauxbaenz bwt mbouj mbehai roxnaeuz bwtheiqfoeg, bouxbingh roxnyinh diemheiq hojnanz、mbaetheiq. Miz mbangj boux baenz bwtngaiz, gwnz mbawdoz bakaek X sienq cix mbouj raen baezfoeg, hoeng dan yawjraen aenbwt mbaw ndeu roxnaeuz duenh ndeu mbouj mbehai, yienghhaenx, gaengawq X sienq genjcaz, ndaej mbouj ndaej guh'ok duenqbingh baizcawz bwt baenz ngaiz ne? Cungj yienghceij bingleix ndeu, cijndaej dwg mbaw bwt mbouj mbehai roxnaeuz duenh bwt yinxlae hozgyawjsaej deng apbik roxnaeuz dimzsaek, aiq dwg baezfoeg yinxhwnj, hix aiq dwg gij yienzaen wnq yinxhwnj. Yiengh cungsim bwt baenz ngaiz fatseng youq hozgyongx hung, ciengzseiz cauxbaenz bwt mbouj mbehai, ndigah mbouj wnggai cuengqsoeng singjgaeh、mbouj dawz haeujsim. Wnggai guh gatcaengz yingjsiengq, ra binghcauq yienzfat, caemhcaiq guh cihgi'gvanjging genjcaz, gij foeg dimzsaek hozgyawjsaej haenx gig yungzheih ginggvaq genjcaz cix ndaej fatyienh. Danghnaeuz fatyienh miz foeg, guh catgenj roxnaeuz hozgenj couh ndaej daengz binghleix cujcizyoz daeuj cwngqsaed. Gyonj daeuj gangj, doiq aenbwt mbouj mbehai aeu singjgaeh, mbouj ndaej yawjlawq.

Yiengh cungsim bwt baenz ngaiz laebdaeb fazcanj, ndaej ciemqfanh houzfanj sinzgingh cauxbaenz noh conghhoz denggyad, sing hep caeuq fatyaem hojnanz.

Miz mbangj boux baenz bwtngaiz daeuj yawjbingh seiz sing hep, gyoengqde loek nyinhnaeuz dwg aenvih dwgliengz cauxbaenz. Hoeng ginggvaq gwn gak cungj yw siuyienz、yw nyinh conghhoz roxnaeuz ywdoj yw conghhoz gig mizyauq haenx hix mbouj raen mizyauq, gangjmingz dwg bwtngaiz cauxbaenz. Aenvih gij yienzaen conghhoz fatyienz roxnaeuz baenz foegraemx、binghswnghdai daengj yinxhwnj sing hep, ndaej caz daengz mbangj giz binghbienq, caemhcaiq ginggvaq duenh seizgan ndeu ywbingh, ndaej sawj binghyiengh gemjmbaeu roxnaeuz siusaet. Bwt baenz ngaiz cauxbaenz sing hep couh mbouj doengz, aenvih ngaiz ciemqhaeuj、apbik houzfanj sinzgingh, caemhcaiq gij faennga houzfanj sinzgingh cingq dwg ceiboiq gij ndangnoh singmonz, ndigah mwh houzfanj sinzgingh deng ngaiz ciemqfamh, swnghdai couh mazmwnh, gij goengnaengz fat yaem de deng yingjyangj, biujyienh ok gij binghyiengh sing hep.

Houzfanj sinzgingh miz swix gvaz song nga, cungj oklaeng mizcouj sinzgingh, diuz baihswix heux gvaq cawjdoenghmeggungq, diuz baihgvaz heux gvaq doenghmeg ndokgvaengzgiengz baihgvaz, yienzhaeuh dauqma daengz gwnz hoz. Ndigah, mwh bwt baenz ngaiz youq mbawgwnz, caemhcaiq ciemqfamh gij gi'gvanh seiqhenz seiz, ndaej ciemqfamh houzfanj sinzgingh, boux baenz bwtngaiz okyienh gij binghyiengh sing hep, daezsingj bwt baenz ngaiz gaenq dwg geizlaeng.

Danghnaeuz baezfoeg apbik gij megcingx conghbak， cauxbaenz megcingx lwed lae dauq deng laengz， ciengzseiz raen boux baenz yiengh cungsim bwt ngaiz okyienh fajnaj foegfouz， megcingx aenaek gwnzhoz bongzhwnj. Bouxbingh ciengzseiz ginggvaq valiuz roxnaeuz fangliuz， ndaej gejcawz gij apbik diuz megcingx gwnz conghbak， naj foegfouz couh ndaej siucawz.

Yiengh Seiqhenz Bwt Baenz Ngaiz

Fanzdwg bwt baenz ngaiz youq rog bwt saedcaet， cungj heuhguh "yiengh seiqhenz bwt baenz ngaiz". Cinjdeng daeuj gangj， gij bwt baenz ngaiz maj youq hozgyawjsaej duenhbwt baihlaj heuh de guh "yiengh seiqhenz bwt baenz ngaiz". Youq gwnz mbawdoz bakaek X sienq， yiengh seiqhenz bwt baenz ngaiz biujyenh baenz ndaek ngumhngaeuz miz gughanh ndaw bwt saedcaet， ndigah yiengh seiqhenz bwt baenz ngaiz ciengzseiz aeu caeuq ndaw bwt binghbienq liengzsing dox gamqbied.

Aenvih yiengh seiqhenz bwt baenz ngaiz liz gij hozgyawjsaej hung caeuq sailwed hung aenbwt haemq gyae， ndigah genjcaz myaiz sibauh genjok sibauh ngaiz， beij yiengh cungsim bwt baenz ngaiz mingzyienj daemq. Ginggvaq naeng bwt cim camx hozgenj dwg hab'wngq yiengh bwt baenz ngaiz seiqhenz， hoeng yiengh cungsim bwt baenz ngaiz itbuen mbouj hab guh hangh genjcaz neix. Aenvih baezfoeg youq giz bwt saedcaet， ndigah soujsuz gvejcawz haemq ancienz daengzdaej， gij beijlwd soujsuz gvejcawz beij yiengh cungsim bwt baenz ngaiz lai sang. Yiengh seiqhenz bwt baenz ngaiz danghnaeuz yiengq baihrog sengmaj fazcanj， ciemqfamh muegaek caengz daepdungx， hix ndaej yinxhwnj aek foeg raemx binghngaiz.

Aek foeg raemx binghngaiz bingzciengz dwg youz baezfoeg ciemqfamh muegaek， roxnaeuz muegaek miz baezfoeg senjnod gvangqlangh， muegaek deng baezfoeg gikcoi， fanjying yinxhwnj raemx aek iemq okdaeuj， gij guenjbwnsaeq biujmienh baezngaiz aenvih sibauh baezfoeg ciemqfamh cix gya'gvangq、 hamz lwed、 bienq naeuh， yinxhwnj byoengqdek ok lwed， sawj raemx aek yienh'ok lwed. Sibauh ngaiz biujmienh baezngaiz luet doek， sawj raemx aek ndawde ndaej caz ok sibauh ngaiz.

Aek foegraemx binghngaiz geizcaeux hix ndaej dwg raemxsaw henj. Vihneix, aek ok raemx mbouj dwg hamz lwed haenx, mbouj ndaej baizcawz aiq dwg aek foeg raemx binghngaiz.

Daihliengh raemxaek hix ndaej yinxhwnj aenbwt mbouj mbehai, cunggek senj dieg, bouxbingh roxnyinh daengz diemheiq hojnanz, biujmingz bwt baenz ngaiz gaenq dwg geizlaeng.

Gyonj daeuj gangj, yiengh seiqhenz bwt baenz ngaiz beij yiengh cungsim bwt baenz ngaiz ywbingh yaugoj doxdoiq ndei di, mboujgvaq sen baenz ngaiz senjnod hix haemq caeux, mizseiz guh soujsuz seiz fatyienh baezfoeg mbouj hung, hoeng gaenq miz linzbahgez senjnod. Linghvaih, yiengh gyuemluemz bwt baenz ngaiz lai fatseng youq hozgyawjsaej saeq, yienh'ok gyuemluemz faenbouh.

Gij Loihhingz Bwt Baenz Ngaiz Ciengzseiz Raen

1. Sibauh Ngaiz Baenzgyaep

Sibauh ngaiz baenzgyaep genjdanh heuhguh "gyaepngaiz", dwg cungj bwt baenz ngaiz ceiq lai raen haenx, cujyau fatseng youq hozgyawjsaej hung, duenh hozgyawjsaej, daihngeih dwg mbaw hozgyawjsaej, ndigah baezfoeg dingzlai dwg yiengh cungsim roxnaeuz yiengh ndaw bwt. De mizseiz ndaej majhung gig raez, caemhcaiq dieggyae lij mboujcaengz senjnod. Baezfoeg daj nemmuek hozgyawjsaej hung hainduj, gaenriengz baezfoeg majhung, ndaej coh ndaw gyangbwt sengmaj, cauxbaenz doedok, caemhcaiq cugciemh cimqnyinh bangxguenj caeuq aenbwt saedcaet bouhfaenh henzgyawj, doeksat cix baenz gaiq foeg hungloet ndaw bwt. Sigai Veiswngh Cujciz dawz sibauh ngaiz baenzgyaep dan hanh youq ndaw hozgyawjsaej hung haenx, heuhguh "yiengh doubwt baezfoeg geizcaeux", soujsuz gvejcawz yaugoj ndei.

Gyaepngaiz youq bwt baenz ngaiz gak cungj loihhingz ndawde soj ciemq beijlaeh haemq sang, daegbied dwg bouxlaux engqgya lai raen, gij roenloh senjnod de dingzlai dwg ngamq daengz doubwt, gvaqlaeng daengz cunggek caeuq linzbahgez gwnz ndokgvaengzgiengz, gizgyae senjnod noix. Sailwed senjnod fatseng youq geizlaeng, faenvaq ca haenx dingzlai miz senjnod, faenvaq ndei haenx senjnod nguh.

Gyaepngaiz yaek yinxhwnj lwedgai sang, neix aiq caeuq baezfoeg mizok gij doxgaiq gyazcangbangzsensu mizgven.

Cit ien caeuq bwt baenz gyaepngaiz miz gvanhaeh maedcaed. Youq ndaw nemmuek binghbienq boux cit ien, fatyienh cihgi'gvanj nemmuek biujyienh baenz sibauh yienghceij lumj aenboi dem seng, yienzhaeuh sibauh daejgoek dem seng, caemhcaiq yiengq aen sibauh baenzgyaep cienjbienq demmaj.

Danghnaeuz dingz cit ien, nemmuek couh hoizfuk cingqciengz. Laebdaeb cit ien, sibauh daejgoek dem seng caemhcaiq bienqbaenz sibauh baenzgyaep mbouj denjhingz demmaj. Danghnaeuz bingh mbaeu, caiq dingz cit ien le lij miz hoizfuk; danghnaeuz laebdaeb cit ien, gij yienghsiengq sibauh mbouj doengz de cugciemh bienq hung, faenmbek yienhda, sangbiz sibauh coh baihlaj sengmaj dinghmaenh miz mueg, couh cauxbaenz ngaiz yienzvih.

2. Ngaiz Sibauh Iq Caengz Faenvaq

Ngaiz sibauh iq caengz faenvaq dwg cungj baezdoeg gig yak ndeu, ciengz fatseng youq cawj cihgi'gvanj caeuq mbaw cihgi'gvanj, ndigah dwg yiengh cungsim haemq lai raen. Linzcangz daegdiemj dwg fazcanj vaiq, binghcingz dinj, geizcaeux couh miz senjnod (sailwed caeuq linzbah senjnod).

Ngaiz sibauh iq caengz faenvaq doiq valiuz caeuq fangliuz haemq minjganj. Doenghbaez dawz sibauh ngaiz iq caengz faenvaq baizcawz youq doengh aen lingjyiz soujsuz gvejcawz.

Gaenh geij bi neix daeuj nyinhnaeuz, gij cunghab ywbingh baudaengz soujsuz youq ndawde, ndaej gyaraez sengmingh bouxbingh, sawj mbangj boux vunzbingh ndaej daengz senglix 5 bi doxhwnj.

3. Senngaiz

Senngaiz dwg gij bingh'aizcwng daj hozgyawjsaej daeuj, giz fatseng ndaej dwg gak gaep hozgyawjsaej hung iq mbouj doengz, hoeng cix dwg hozgyawjsaej iq lai, ndigah yiengh seiqhenz baezfoeg raen lai, gij binghyiengh de mbouj mingzyienj, miz mbangj dan dwg dingjlingz fatyienh. Gaengawq gij hozgyawjsaej daj mbouj doengz roenloh daeuj, ndaej faen baenz hozgyawjsaej senngaiz caeuq hozgyawjsaej bopbwtngaiz song loih.

Binghcauq senngaiz mbouj hung, fatyienh ciengzciengz gaenq youq gizgyae senjnod, aenvih de ndaej doenggvaq lwedyinh caeuq linzbah senjnod. Senngaiz dwg mehmbwk baenz lai, ciengzseiz yungzheih okyienh aek foeg raemx. Doiq valiuz caeuq fangliuz cungj mbouj daiq minjganj.

Cihgi'gvanj bopbwt sibauhggaiz youq linzcangz fuengmienh ndaej faen baenz loih gughanh caeuq loih gvangqlangh, loih gughanh guh soujsuz gvejcawz yaugoj haemq ndei, itbuen doiq valiuz caeuq fangliuz mbouj daiq minjganj.

4. Sibauh Hung Ngaiz

Sibauh hung ngaiz dwg cungj ngaiz noix faenvaq ndeu, ndaej youq seiqhenz aenbwt, hix ndaej dwg yiengh cungsim bwt baenz ngaiz, yungzheih senjnod. Cungj bwt baenz ngaiz neix senj daengz aen'uk lai raen.

Gij Binghyiengh Bwtngaiz

Bwtngaiz cungj miz gij binghyiengh lawz ne? Neix aeu daj gij bwt baenz ngaiz dwg daj gizlawz maj okdaeuj gangj hwnj. Bwt baenz ngaiz cienzmingz heuhguh "hozgyawjsaej bwt baenz ngaiz", de dwg daj gij naeng gwnz hozgyawjsaej fatseng. Naeng gwnz hozgyawjsaej couhdwg gij muegndaw hozgyawjsaej, dwg gij nemmuek caengz raeuzrwd youq bangx hozgyawjsaej ceiq baihndaw.

Bwt baenz ngaiz daj hozgyawjsaej iqet (hozgyawjsaej yafeidon doxroengz) fatmaj haenx, liz doubwt (lienzciep aenbwt caeuq simdaeuz nem gij gezgou hozgyongx, hix couhdwg hozgyawjsaej swix, gvaz nem doenghmeg aenbwt, senmegcingx daengj) haemq gyae. Maj youq ndaw bwt saedcaet, yihyoz fuengmienh heuhguh "yiengh seiqhenz bwt baenz ngaiz". Senngaiz, sibauhngaiz bopbwt gig lai dwg cungj loihhingz neix, gyaepngaiz, sibauhngaiz iq daengj miz mbangj hix dwg cungj loihhingz neix, geizcaeux aiq gaenbonj mbouj miz binghyiengh, itdingh aeu maj daengz itdingh cingzdoh, ciemqfamh le gij hozgyawjsaej haemq hung, roxnaeuz doengh giz youqgaenj gizyawz, cij okyienh binghyiengh, ndigah geizcaeux fatyienh haemq hojnanz.

Bwt baenz ngaiz daj hozgyawjsaej haemq hung (duenhmbwt, mbawbwt roxnaeuz cawj hozgyawjsaej) fatmaj haenx, liz doubwt caeuq cunggek gig gyawj, linzcangz fuengmienh heuh de guh "yiengh cungsim bwt baenz ngaiz". Aenvih de gikcoi sinzging satbyai hozgyawjsaej haemq fungfouq haenx, ae hawq mbouj miz myaiz, haemq caeux couh ndaej okyienh gij binghyiengh saidiemheiq deng gikcoi. Ndaw hozgyongx lumjnaeuz miz doxgaiq, bouxbingh roxnyinh daengz raq dem raq humznyub caeuq mbouj cwxcaih, ciengzseiz biujyienh baenz deng gikcoi baenzae, ae hawq mbouj miz myaiz, hix ndaej miz lwed. Aenvih baezfoeg ndaej fatseng vaihdai iq, byoengq nong roxnaeuz ok lwed、 fatyienz, ndigah ndaw myaiz hix miz lwed. Geizcaeux ciengzseiz miz gij diemj lwed roxnaeuz seilwed gig iq. Seiz miz seiz mbouj miz, myaiz caeuq lwed ciengzseiz mbouj doxgyaux, hix couhdwg myaiz yienh'ok saekhau, baihndaw miz diemj lwed roxnaeuz seilwed, neix dwg cungj daegdiemj bwt baenz ngaiz geizcaeux lwed myaiz. Ok lwed lai le cij miz gaemz lwed myaiz haemq hung, haenx dwg baezfoeg maj ndaej haemq hung, bwt baenz ngaiz geizlaeng okyienh gij binghyiengh.

Dangyienz, bwt baenz ngaiz lij ndaej miz gij binghyiengh wnq aenbwt caeuq aenaek. Lumjbaenz aekndaet mbouj cwxcaih, aekin, diemheiq hojnanz, daegbied dwg baezfoeg dimzsaek hozgyongx seiz, yinxhwnj mbawbwt roxnaeuz daengx aen bwt mbouj mbehai, diemheiq hojnanz ndaej gyanaek yienhda. Danghnaeuz cungj dimzsaek neix cauxbaenz saeklaengzsingq feiyenz, lij ndaej okyienh fatndat、 baenzae daengj. Siujsoq lij ndaej fatseng ae lwed haemq lai. Baezfoeg ciemqfamh muegaek, ndaej okyienh aek raemx miz lwed. Gij feiyenz bwt mbouj mbehai, ndaej okyienh ndaw aek raemx lwed iemqok. Baenz baezfoeg ciemqfamh houzfanj sinzgingh, ndaej okyienh sing hep; ciemqfamh diuzlienh gyauhganj sinzgingh, ndaej yinxhwnj mbiengj lwgda ndeu dekleg bienq iq caeuq naj mbouj miz hanh; ciemqfamh nohgwzgih, ndaej okyienh nohgwzgih mazmwnh; apbik saihoz ndaej okyienh ndwnj gwn sinhoj; apbik roxnaeuz ciemqfamh megcingx gwnz conghbak, ndaej okyienh fajnaj、 aen'gyaeuj aenhoz caeuq song diuz gen foegraemx; senjnod daengz gwnz hoz ndaej lumh daengz linzbahgez hung daengj. Hoeng doengh gijneix gaenq mbouj dwg gij binghyiengh geizcaeux, dwg gij binghyiengh geizgyang geizlaeng.

Linghvaih, bwt baenz ngaiz daegbied dwg sibauh iq bwt baenz ngaiz, lij ndaej miz gij binghyiengh rog bwt dem. Beijlumj lwgfwngz (lwgdin) bienq hung, hix couhdwg byai lwgfwngz (lwgdin) bienq co lumj gyong bongz; gvanhcez foeg in, mizseiz ndaej deng loeknyinh dwg gvanhcezyenz; naengnoh bienq ndaem (ciengzseiz dwg gij goengnaengz sinsangsen bizciz

biujyienh baenz saenqhwnj）; ndoet lai nyouh lai （binghnyouhboed）、
binghlwedgai sang caeuq binghnaek ndangnoh mbouj miz rengz daengj.
Doengh gij binghyiengh neix dwg aenvih yivei gizsuz bwt baenz ngaiz iemqok
yinxhwnj. Danghnaeuz miz doengh gij binghyiengh neix, wnggai naemj
daengz dwg mbouj dwg bwt baenz ngaiz.

　　Liujgaij gij linzcangz biujyienh bwt baenz ngaiz, doiq geizcaeux caz bwt
baenz ngaiz miz eiqngeih gig hungnaek. Beijlumj bwt baenz ngaiz geizcaeux,
daegbied dwg bwt baenz ngaiz seiqhenz binghcauq mbouj hung haenx.
Haujlai mehmbwk caeuq boux mbouj cit ien engq lai raen, dingzlai dwg
cungj bwt baenz ngaiz neix, mboujdan geizcaeux mbouj miz saekdi
binghyiengh, miz mbangj couhsuenq baenz baezfoeg maqhuz hung,
danghnaeuz mbouj cigsoh ciemqfamh hozgyawjsaej hung roxnaeuz gij
daepdungx wnq, binghyiengh aiq haemq mbaeu. Mbangj boux vunzbingh
ndangdaej rengzrwd roxnaeuz singjgaeh mbouj sang haenx, ciengzseiz
yawjlawq cungj binghyiengh mbouj yienhda neix, cauxbaenz ngaiznguh
ywbingh caeuq cazbingh. Saeklaeuq caj daengz binghyiengh mingzyienj, hix
couh daengz geizgyang geizlaeng, gij seizgei yw ndei siengdoiq couh
gemjnoix haujlai. Ndigah, vihliux geizcaeux fatyienh bwt baenz ngaiz,
gyoengqvunz 45 bi yungzheih baenzbingh doxhwnj haenx, wngdang
dinghgeiz bae cazyawj, daegbied dwg X sienq genjcaz, ndaej fatyienh
bouxbingh haemq caeux haenx, dwg gij soujduenh youqgaenj ndaej
hoenxhingz bwt baenz ngaiz.

　　Doiq gij vunz bingzciengz ndangcangq haenx, okyienh deng gikcoi baenz
ae yienzaen mbouj cingcuj haenx, daegbied dwg ndaw myaiz okyienh diemj
lwed roxnaeuz seilwed, couh wnggai vaiqdi baizcawz bwt baenz ngaiz, boux
ciengzgeiz cit ien caeuq bouxlaux haenx engqgya aeu singjgaeh.

　　Linghvaih, vunzbingh caeuq canghyw aeu baexmienx cujgvanh caeuq
gingniemh cujyi, beijlumj ndaw myaiz miz diemj lwed aiq laihnaeuz
conghhoz ae byoengq lo, roxnaeuz heuj ok lwed daengj, cix yawjlawq gij
yungyiemj ndumjyouq. Linzcangz fuengmienh lij miz mbouj noix vunzbingh,
aenvih raemhngaeuz aenbwt mbouj denjhingz, cix deng loek yawj dwg
lauzbingh, ciengzgeiz guh dingj lauzbingh ywbingh, ngaiznguh le seizgei
guh soujsuz caeuq yw ndei sat. Hix miz mbangj boux lauzbingh gyoebfat bwt

baenz ngaiz, aenvih canghyw gingniemh mbouj gaeuq cix fatyienh nguh. Danghnaeuz youq baihlaj cungj cingzgvang haenqrengz yw lauzbingh, raemhngaeuz aenbwt mboujdan mbouj sukiq, mizseiz lij gyahung, wnggai singjgaeh dwg mbouj dwg gyoebfat bwt baenz ngaiz. Linghvaih, raemhngaeuz aenbwt hix ciengz deng caz loek baenz feiyenz cix nguhsaeh, ngaiznguh le geizcaeux yw ndei bwt baenz ngaiz. Ndigah, doiq gij raemhngaeuz aenbwt geih cujgvanh duenqdingh, Itdingh aeu yungh gij cosih caenh'itbouh bae genjcaz, nyinhcaenh guh gamqbied cazbingh, caenhrengz vaiqdi fatyienh bwt baenz ngaiz. Doiq gij binghlaeh gig ngeizvaeg hoeng mbouj miz banhfap nyinhdingh, mwh miz bizyau guh soujsuz hai aek dwg genjaeu cingqdeng, fuengzre saetbae aen seizgei yw ndei.

Gij Fuengfap Caz Bwt Baenz Ngaiz

1. *X* Sienq Genjcaz

Danghnaeuz okyienh gij binghyiengh deng ngeiz, couh wnggai guh *X* sienq genjcaz, doiq gij raemhngaeuz aenbwt *X* sienq bujcaz roxnaeuz *X* sienq genjcaz fatyienh aeu nyinhcaen sijsaeq bae faenbied. Itbuen daeuj gangj, raemhngaeuz bwt baenz ngaiz lai dwg baenzndaek roxnaeuz giethot, ca mbouj geijlai luenzlu roxnaeuz luenzgyaeq, bien'gyaiq mbouj cibfaenh soemraeh cingcuj, ndaej miz gij bwncoeg saeqset caeuq rizgat, baenz gij yienghceij faenmbaw, maeddoh yinzrwd, beij gij maeddoh binghbienq iemqok sang, itbuen mbouj miz gaiva. Saekseiz miz gaiqfoeg haemq hung, ndaej vaihdai yungzgaij baenz hoengqbyouq, hoeng hoengqbyouq dingzlai dwg bangxna、mbouj gveihcwz、liz sim gyae. Seiqhenz cujyau binghcauq, itbuen mbouj miz gij veisinghcau gezhwz ciengz biujyienh haenx. Doenghgij daegdiemj neix ndaej caeuq gezhwz dem fatyienz gamqbied. *X* sienq genjcaz dwg gij soujduenh cujyau geizcaeux fatyienh bwt baenz ngaiz, boux canghyw miz gingniemh haenx ndaej haemq cinjdeng bae gaengawq *X* sienq genjcaz buenqdingh bwt baenz ngaiz.

2. *CT* Genjcaz

CT hix dwg cungj soujduenh genjcaz fangseyoz ndeu, de beij *X* sienq genjcaz bingzciengz engq minjganj di, faen cing bijliz engq sang, lij ndaej cazyawj miz mbouj miz cunggwz linzbahgez senjnod caeuq daepdungx gizyawz ciemqfamh daengj. Doiq gujgeiq ndaej mbouj ndaej guh soujsuz gvejcawz miz mbouj miz yungyiemj haenx miz gyaciz gig daih. Gij sibauh roengzdaeuj haenx aeu daeuj caz miz mbouj miz gij sibauh ngaiz. Roxnaeuz yungh faggimz hozgenj daegbied, aeu gaiq cujciz iq ndeu guh hozdij cujciz genjcaz, ndaej nyinhdingh dwg mbouj dwg baezfoeg. Danghnaeuz ginghci diuzgen cinjhawj, wngdang guh *CT* genjcaz. *MRI* (swzgungcin baenz siengq) hix ndaej yungh daeuj caz bwt baenz ngaiz, hoeng engq bengz, caemhcaiq doiq cazyawj gij cingzgvang binghcauq bonjndang caeuq linzbahgez senjnod daeuj gangj, *MRI* cix mbouj beij *CT* lingzsingj, mbouj ndei geijlai. Ndigah, itbuen dizcang guh *CT* genjcaz, cix mbouj dwg *MRI* genjcaz. Cijmiz ngeizvaeg dwg mbouj dwg nangqdaengz sailwed hung simdaeuz, ndoksaen, ukngviz daengj, cijaeu guh *MRI*.

3. Myaiz Sibauhyoz Genjcaz

Ae daengj, yaekaeu vunzbingh boiqhab caeuq lijgaij. Youq mwh guh *X* sienq genjcaz, ndaej caz myaiz. Caz myaiz genjdanh fuengbienh, yungzheih guh, caemhcaiq mbouj miz haemzhoj. Hoeng gij biubonj iugouz bouxbingh soengq bae genjcaz haenx, itdingh dwg myaiz cix mbouj dwg fugfauz. Danghnaeuz ndaw myaiz fatyienh miz seilwed, wngdang laebdaeb caz 3~6 ngoenz, engqdaengz 12 ngoenz. Myaiz sibauyoz genjcaz yangzsing beijlwd sang, ndaej daengz 60%~70%, ndigah itdingh mbouj ndaej yawjlawq aen soujduenh youqgaenj neix, guh myaiz sibauh genjcaz ginghci caiqlix baenghndaej, ndaej yawj cingcuj. Dangyienz myaiz sibauyoz genjcaz hix miz yangzsing gyaj caeuq yaemsingq gyaj. Vihneix doiq gij binghlaeh deng ngeiz haenx wnggai caenh'itbouh guh gizyawz genjcaz.

4. Genjcaz Senhveiz Cihgi'gvanjging

Danghnaeuz aenbwt fatyienh raemhngaeuz, ndaw myaiz youh caz mbouj raen miz sibauh ngaiz, couh wngdang guh senhveiz cihgi'gvanjging genjcaz. Senhveiz cihgi'gvanjging dwg neigveihging aeu gvanghdauj senhveiz guhbaenz, unqnem ndaej swyouz ut. De ginggvaq conghbak roxnaeuz conghndaeng, ndaej cap daengz mbawbwt cigdaengz hozgyawjsaej duenhbwt, baenzneix ndaej cigsoh yawj daengz gij cingzgvang ndaw cihgi'gvanj haemq hung gwnz yafeidon doxhwnj, danghnaeuz baenz baezfoeg, hix ndaej yawjraen baezfoeg maj youq gizlawz, gij hung iq、 yienghceij、saek baezfoeg，biujmienh baezfoeg miz mbouj miz vaihdai ok lwed，bangx hozgyawjsaej miz maz gaijbienq，miz mbouj miz gaebged、gazlaengz roxnaeuz deng'at bienqyiengh daengj. Ginggvaq senhveiz cihgi'gvangjging，ndaej cung swiq giz dengngeiz，raemx cung swiq ndaej aeu daeuj caz miz mbouj miz sibauh ngaiz roxnaeuz gezhwzgin daengj. Hix ndaej yungh catbwn daeuj catgenj，gij sibauh catgenj roengzdaeuj haenx yungh daeuj caz miz mbouj miz sibauh ngaiz. Roxnaeuz yungh faggimz hozgenj daegbied，aeu gaiq cujciz iq ndeu guh hozdij cujciz genjcaz，ndaej nyinhdingh dwg mbouj dwg baezfoeg. Aen seizgei cihgi'gvanjging yawjbingh bwt baenz ngaiz caz loek gig iq，cinjdeng youh sang. Yiengh seiqhenz bwt baenz ngaiz，daegbied dwg haemq iq hoeng youh mbouj miz apbik roxnaeuz ciemqfamh hozgyawjsaej duenhbwt seiz，couh nanz ndaej yungh senhveiz cihgi'gvanjging daeuj doekdingh lo. Senhveiz cihgi'gvanjging doiq bwt baenz ngaiz gij beijlwd doekdingh de，yiengh cungsim bwt baenz ngaiz ndaej dabdaengz 95%，yiengh seiqhenz bwt baenz ngaiz dabdaengz 55%. Linghvaih，cihgi'gvanjging genjcaz doiq doekdingh soujsuz fueng'anq mizseiz bangcoh gig daih，dwg guh soujsuz gaxgonq genjcaz bietdingh aeu guh.

5. Cim Camx Naengnoh Sup Hozgenj

Danghnaeuz ginggvaq gij genjcaz baihgwnz gangj haenx lij mbouj ndaej doekdingh，daegbied dwg doiq doengh gij raemhngaeuz yiengh seiqhenz haemq iq haenx，danghnaeuz mbouj guh soujsuz gvej bae，laebdaeb ciuq binghyienz roxnaeuz gezhwz bae yw，aiq yaek saetbae seizgei guh soujsuz. Vihliux gibseiz duenqbingh caeuq baizcawz bwt baenz ngaiz，couh wngdang guh di genjcaz yiennaeuz doiq bouxbingh miz itdingh sienghaih caeuq haemzhoj，hoeng cix dwg gij genjcaz noix mbouj ndaej haenx. Lumj cim camx naengnoh sup hozgenj、yunghgyanghging hozgenj roxnaeuz gvejcawz，caeuqlienz gij soujsuz hai aek damqcaz. Cim camx naengnoh sup hozgenj sienghaih dwg ceiq iq，itbuen youq X sienq roxnaeuz CT dazyinx lajde，hix ndaej youq B Cauh dazyinx lajde，yungh cim saeq ginggvaq naengnoh camx haeuj giz foeg ndaw bwt，caeusup roxnaeuz yungh fagcim daegbied daiq ok mbangj sibauh cujciz，youq laj yenjveizging genjcaz miz mbouj miz sibauh bwt baenz ngaiz daengj，dabdaengz aen muzdiz yawhdingh. Gaenriengz gij gisuz caz yw bingh ndaej daezsang，cim camx naengnoh guh bwt hozgenj dwg gig cinjdeng, caemhcaiq fatbingh gyoebhab hix gig noix, lij dwg cungj soujduenh cazbingh gig ancienz ndeu. Doiq gibseiz fatyienh bwt baenz ngaiz, doeklaeng bae cingqdeng dazyinx baezlaeng yw bingh, gig youqgaenj.

6. Yunghgyanghging

Yunghgyanghging dwg youq laj daengx ndang mazmwnh, youq bangxaek mbouj doengz deihfueng heh aen congh ndeu roxnaeuz geij aen congh iq, moix aen raez 1.5 lizmij baedauq, cuengq haeuj aen soujsuz hongdawz daegbied bae, ndaej cigciep yawjraen binghbienq. Yienzhaeuh ronq ok bouhfaenh roxnaeuz cienzbouh binghbienq cujciz, soengq bae gietnae roxnaeuz sizlaz binghleix ronq baenz gep, ndaej cinjdeng mbouj loek dwk cazbingh dwg bwt baenz ngaiz, roxnaeuz dwg gij bingh wnq, caemhcaiq ndaej faen ok dwg gijmaz loihhingz bwtngaiz. Danghnaeuz dwg yiengh seiqhenz bwt baenz ngaiz haemq iq, roxnaeuz vunzbingh nienzgeij laux、 ndang nyieg mbouj hab guh soujsuz hai aek hung haenx, aeu yunghgyanghging couh ndaej dabdaengz aen muzdiz gvejcawz baezfoeg. Danghnaeuz binghbienq mbouj hab gij soujsuz yunghgyanghging, hoeng youh mbouj miz banhfap cinjdeng bae duenhdingh, caiq baujsouj roengzbae yaek saetbae seizgei guh soujsuz, roxnaeuz ngaiznguh ywbingh, yingjyangj daengz yw ndei, couh ndaej ngeixnaemj gij soujsuz hai aek. Sien aeu hai congh iq cawzbae baezfoeg, danghnaeuz mbouj dwg bwt baenz ngaiz, couh ndaej nyib ndei congh iq, vunzbingh siengdoiq deng sieng mbouj hung, hix ndaej caz ok bingh lo.

7. Gij Genjcaz Gizyawz

Linghvaih miz di genjcaz, lumjbaenz aeu lwed caz aizbeih gangyenz (CEA)、veizgiuzdanbwz (MG) daengj, doiq cazbingh caeuq gamcaek fukfat hix miz itdingh eiqngeih, hoeng mbouj dwg daegbied mbouj doengz, gij cinjdeng de mizhanh, ndaej hawj canghyw canhgauj. Fangsesing dungzveisu doiq faenbied dwg mbouj dwg bwt baenz ngaiz、miz mbouj miz senjnod daengj, hix miz gij gyaciz cazbingh haemq youqgaenj, fuengfap hix mbouj fukcab, mwh miz bizyau wngdang sawjyungh.

Gyonj daeuj gangj, gyoengqvunz 45 bi doxhwnj, daegbied dwg gizdieg lai fat, lumjbaenz sizmenzgvang daengj caeuq doengh aen hawsingz gunghyez uqlah yiemzcungh, caeuq gij vunz yungzheih baenzbingh, lumjbaenz boux cit ien lai, wngdang dinghgeiz guh X sienq genjcaz, ceiqndei moix bi ndaej ingj bakaek X gvanghben song baez, doiq fatyienh bwt baenz ngaiz geizcaeux dwg gij soujduenh ceiq youqgaenj. Hoeng saeklaeuq youq ndaw swnghhoz fatyienh miz gij binghyiengh gikcoi yinxhwnj baenzae, engqlij ndaw myaiz daiq lwed, daegbied dwg diemjlwed seilwed, couh wnggai sikhaek ingj bakaek X gvanghben. Danghnaeuz bouxbingh yawjbingh seiz miz gij binghyiengh wnq ngeiz dwg bwt baenz ngaiz, lumjbaenz aekndaet、aekin、 gij feiyenz fanfoek fatbingh、diemheiq hojnanz、sing hep daengj, engqlij miz di binghyiengh yawj hwnjdaeuj caeuq binghbwt mbouj miz gvanhaeh, lumjbaenz binghnyouhboed daengj, hix wnggai naemj daengz bwt baenz ngaiz, gaej lumz ingj mbawdoz bakaek. Saeklaeuq X sienq fatyienh ndaw bwt miz raemhngaeuz gaiqfoeg, itdingh gaej siengj dangyienz genjdanh ciuq feiyenz roxnaeuz gezhwz daeuj yw, cix wnggai ciuq gij bouhloh gwnzneix, nyinhcaen sijsaeq、baez bouh baez bouh baizcawz bwt baenz ngaiz. Ceiq genjdanh dwg caz myaiz, caiq mbouj ndaej couh caz cihgi'gvanjging, lij mbouj ndaej doekdingh, doiq boux gig miz ngeizvaeg de, couh wnggai bae guh genjcaz hai aek sienghaih haemq hung haenx, yawhbienh geizcaeux cazbingh, geizcaeux ywbingh, dabdaengz aen muzdiz cawzraeg caeuq yw ndei. Fatyienh yied caeux, ywbingh yied gibseiz, yaugoj yied ndei, ciengeiz mbouj ndaej dingqsaenq vahriuz, roxnaeuz canghyw yaez yinxloeng, aeu saenq gohyoz, cijmiz youq geizcaeux fatyienh、geizcaeux guh soujsuz, cij dwg gij fuengfap yw bingh ceiq ndei, cijndaej dabdaengz gij muzdiz yw ndei.

Yw Bwt Baenz Ngaiz

Aenvih bwt baenz ngaiz miz lai cungj loihhingz cujcizyoz, moix cungj loihhingz youq mwh doekdingh caeux、nguh mbouj doengz, gij fuengfap ywbingh couh mbouj doxdoengz. Gij fueng'anq doiq moix boux bwt baenz ngaiz haenx, canghyw cungj dwg daj saedsaeh cingzgvang bouxbingh bae naemj, couhdwg gaengawq sibauh loihhingz baezfoeg bouxbingh, baezfoeg youq ndaw ndang banhsanq daengz gijmaz cingzdoh, bouxbingh doiq moix cungj ywbingh miz maz yungyiemj daeuj ngeixnaemj. Gij soujduenh ywbingh ciengzseiz raen haenx miz vaigoh soujsuz、fangse ywbingh、gij ywvayoz ywbingh、aenfap swnghvuz dingjbingh ywbingh、cunghyihyoz ywbingh、 aenfap denvayoz ywbingh caeuq aenfap gizgvangh gauhyez ywbingh daengj. Aenvih bwt baenz ngaiz miz gij daegsingq fukfat caeuq senjnod, bingzciengz yungh lai cungj fuengfap gwnzneix gangj haenx lienzhab hwnjdaeuj, baenzneix daeuj gyamaenh gij yaugoj ywbingh.

1. Vaigoh Soujsuz Ywbingh

（1）Genjaeu soujsuz yw bingh bwt baenz ngaiz: Genjdingh gij soujsuz vaigoh boux bwt baenz ngaiz gig yiemzgek, aeu daj geij fuengmienh daeuj naemj. It dwg gij haemq caeux haenx, aen cujciz baezfoeg bouxbingh caengz banhsanq mingzyienj daengz ndaw cunggek, gi'gvanh gizyawz hix caengz fatyienh senjnod; ngeih dwg gij goengnaengz cingzgvang gak aen daepmak youqgaenj, lumjbaenz gij goengnaengz bwt、sim、daep、mak bouxbingh daengj ndaej naihsouh baez soujsuz neix. Saedsaeh cwngmingz, haujlai vunzbingh geizcaeux hab guh soujsuz haenx, yungh soujsuz gvejcawz le, caiq bangbouj gizyawz ywbingh, haujlai cungj ndaej daengz yaugoj haemq ndei, maqhuz lai bouxbingh seizneix gaenq lixyouq 5 bi、10 bi、engqlij 20 bi doxhwnj, haujlai vunz lij hoizfuk guhhong, cungfaen gangjmingz le geizcaeux ceng'aeu guh soujsuz geijlai youqgaenj.

（2）Gij gihbwnj yenzcwz vaigoh ywbingh: Gij gihbwnj yenzcwz yw bwt baenz ngaiz caeuq gij baezdoeg yakrwix wnq doxdoengz, hix couhdwg soujsuz wngdang ceiq daih hanhdoh dawz binghcauq baezfoeg caeuq sojmiz gij cujciz deng ciemqfamh, gij linzbahgez foeggawh cienzbouh gvejcawz, mienxndaej mbangj giz caiq fukfat. Linghvaih, wnggai baujlouz cujciz aenbwt cangqheiq haenx, sawj vunzbingh soujsuz gvaqlaeng ndaej miz gij goengnaengz diemheiq haemq ndei, caenhliengh gemjnoix swnghhoz caetliengh doekdaemq. Soujsuz gvaqlaeng gaengawq yaekaeu mbangj giz guh fangliuz roxnaeuz valiuz caeuq gwn ywdoj, baenzneix demgiengz ndangdaej cangqheiq, daezsang gij goengnaengz dingjbingh.

（3）Gij linzcangz yaugoj vaigoh ywbingh: Gij yaugoj geizgyae soujsuz yw bwt baenz ngaiz, caeuq gij sibauh loihhingz dem binghgeiz baezfoeg, couhdwg haethaemh ywbingh, miz gvanhaeh maedcaed. Itbuen daeuj gangj, gyaepngaiz ywbingh yaugoj ceiq ndei, sibauh ngaiz iq haemq ca. Gyaepngaiz geizcaeux ywbingh yaugoj gij beijlwd senglix 5 bi ndaej dabdaengz 50% doxhwnj; sibauhngaiz iq soujsuz gvaqlaeng yungh gyoebhab ywbingh, gij beijlwd senglix 5 bi hix ndaej dabdaengz 20% baedauq. Ciengzseiz ndaej yawjraen, mbangj bouxbingh geizcaeux bonjlaiz wnggai guh soujsuz, aenvih gak cungj youheiq, nanz ndaej roengz gietsim, yungh gij fuengfap mbouj habdangq、engqlij mbouj gohyoz daeuj ywbingh, doeklaeng binghcingz fazcanj, saetbae gij seizgei guh soujsuz, saedcaih dwg gij sonjsaet ceiq daih.

2. Fangse Ywbingh

Fangse ywbingh, genjdanh heuhguh "fangliuz", youq mwh yw bwt baenz ngaiz ciemq miz aen diegvih gig youqgaenj. Seizneix, guek raeuz haujlai yihyen hung cungj yungh denswj cizsen gyahsuzgi. Caeuq aen geiywbingh ^{60}Co conzdungj、X sienq doxbeij, gij rengzronzdoeng de ak, youq rog ndang ndaej dawz nyup denswj gig cinjdeng comz youq baezfoeg, sawj baezfoeg ndaej daengz cukgaeuq yunghliengh bae ywbingh, mienx ndaej gij gi'gvanh youqgaenj henzgyawj roxnaeuz gizfeuz linzbah cujciz deng sonjhaih yiemzcungh. Gij gi'gvanh youqgaenj lumjbaenz sailwed hung、saihoz daengj, fangliuz cij doiq mbangj giz ciuqingj mizok cozyung ywbingh. Ywbingh doiqsiengq miz song loih lajneix: It dwg bwtngaiz ciemqfamh daengz cunggek roxnaeuz cunggek linzbahgez gvangqlangh senjnod, gaenq saetbae seizgei guh soujsuz gvejcawz; ngeih dwg soujsuz gaxgonq roxnaeuz soujsuz gvaqlaeng ywbingh, yienghgonq dwg doenggvaq fangliuz hawj boux gaxgonq mbouj hab guh soujsuz haenx ndaej daengz gij seizgei guh soujsuz gvejcawz, yienghlaeng cix dwg youq gizdieg soujsuz caengz gvejcawz caez, soujsuz gvaqlaeng, yungh fangliuz bae gemjnoix mbangj giz fukfat, yawhbienh daezsang yaugoj ywbingh.

Fangse ywbingh doiq ndangvunz caemh miz itdingh sonjhaih, gij cingzgvang lajneix mbouj hab yungh, lumjbaenz: ①Bouxbingh ndangdaej gig nyieg; ②Gaenq youq gizgyae roxnaeuz song aen bwt gvangqlangh senjnod haenx; ③Ndaw aek gaenq miz raemxaek; ④Gij goengnaengz simdaeuz bouxbingh mbouj caezcienz yiemzcungh haenx; ⑤Gyoebgyonj saihoz hozgyongx miz myaiz; ⑥Mbangj giz cukgaeuq fangliuz le fukfat; ⑦Bwt sim miz fatyienz gipsingq、sim nyieg daengj. Fangse yw bingh bwt baenz ngaiz caeuq gizyawz fuengfap ywbingh dox giethab, ndaej daengz canghyw yied daeuj yied lai yungh, gij ciengz yungh de miz geij cungj fuengfap lajneix.

（1）Fangliuz caeuq valiuz doxgiethab：Cungj ndeu dwg fangliuz、valiuz ciuq gonqlaeng bae guh, ndaej sien guh fangliuz, yienzhaeuh valiuz; hix ndaej sien valiuz, caemhcaiq leihyungh valiuz yietnaiq seiz fangliuz, gij ywbingh yaugoj de ndei gvaq dan'it ywbingh. Neix youq yw bwt baenz ngaiz ciengzseiz yungh. Yienghlawz gonq yienghlawz laeng, wngdang youz canghyw gaengawq gidij cingzgvang daeuj gietdingh. Lingh cungj dwg fangliuz、valiuz doengzseiz wngqyungh, youq ndaw doengh boux bwt baenz ngaiz, mizseiz youq mwh caengz guh soujsuz gya yungh valiuz, dingzlai yungh youq vunzbingh guh soujsuz gaxgonq, sawj gij beijlwd soujsuz gvejcawz ndaej miz di daezsang.

（2）Fangliuz caeuq soujsuz doxgiethab：①Soujsuz gaxgonq fangliuz. Youq mwh caengz guh soujsuz, doiq gij binghcauq bwt baenz ngaiz caeuq cunggek guh ciuqyingj le, aen baezfoeg sukiq, sibauh baezfoeg senglix gyangqdaemq, sailwed iq、linzbahgez seiqhenz cujciz baezfoeg deng byoengqvaih, gemjnoix sibauh ngaiz senjnod, sawj bouxbingh bonjlaiz mbouj ndaej guh soujsuz haenx, aeundaej guh soujsuz gvejcawz roxnaeuz gij gvaengxlaengx gvejcawz sukiq, gij yunghliengh de itbuen dwg dandan fangse ywbingh buenqsoq couh ndaej. ②Soujsuz gvaqlaeng fangliuz. Doiq doengh bouxbingh miz cunggek linzbahgez senjnod, roxnaeuz caengz gvej caez haenx, ciuqyingj mbangj giz, ndaej demgya yaugoj ywbingh. ③Soujsuz seiz fangliuz. Guh soujsuz seiz guh baez ciuqyingj yunghliengh lai haenx, daeuj cawz bae gij baezfoeg sibauh soujsuz gvaqlaeng louz roengzdaeuj haenx.

（3）Fangliuz caeuq gauhvwnh ywbingh doxgiethab：Yenzgiu cwngmingz, fangse ywbingh doiq gij sibauh noix heiqyangj gajsieng naengzlig iq, hoeng caeuq gauhvwnh ywbingh giethab hwnjdaeuj, doiq sibauh ngaiz miz gij rengzlig gajsieng haemq ak. Itbuen dwg fangliuz 1～2 aen cungdaeuz le guh yezliuz. Boux baenz bwtngaiz dingzlai yungh gij fuengfap mbangj giz gya yungh sebinz roxnaeuz veizboh.

（4）Yungh gij yw demgiengz baezfoeg fangse minjganj：Couhdwg yungh gij fuengfap ywvayoz、vuzlij caeuq fangse ywbingh lienzhab wngqyungh, baenzneix daeuj demgiengz cujciz baezfoeg fangse minjganj, daezsang gij yaugoj youq laj yunghliengh doengzdaengj fangse ywbingh, seizneix dan miz siujsoq yihyen yungh.

3. Yungh Ywvayoz Daeuj Ywbingh

Yungh ywvayoz daeuj ywbingh genjdanh heuhguh "valiuz", dwg seizneix ywbingh bwt baenz ngaiz cungj soujduenh youqgaenj ndawde aen ndeu. Cungj ywfap neix ndaej dandog cozyung, hix ndaej miz bouhloh bae caeuq soujsuz dem fangliuz doxboiqhab, dangguh hangh cosih youqgaenj cunghhab ywbingh ndeu. Fangliuz dan ndaej cozyung youq mbangj giz binghcauq, hix mbouj ndaej lai baez yunghliengh lai daeuj ciuqyingj, ndigah valiuz doiq haujlai bouxbingh saetbae seizgei soujsuz, ndaej hoizsoeng binghhyiengh, gyaraez sengmingh.

Valiuz ciengzseiz caeuq soujsuz doxboiqhab, linzcangz doiq bouxbingh bwt baenz ngaiz baezfoeg haemq hung roxnaeuz cunggek linzbahgez miz senjnod haenx, yiennaeuz baezfoeg caeuq binghcauq senjnod gaenq cungj gvejcawz, hoeng gij buvei wnq ndangdaej aiq lij miz gij cauqngaiz iq caengz fatyienh haenx, neix couh aeu youq soujsuz gvaqlaeng yungh ywvayoz daeuj ywbingh. Bwt baenz ngaiz sibauh iq ciengzseiz youq seizcaeux couh ndaej fatseng daengx ndang senjnod, gig yakrwix, hoeng doiq valiuz gig minjganj. Seizneix, haujlai canghyw doiq geizcaeux bwt baenz ngaiz sibauh iq yungh gij fueng'anq gyoebhab gvejcawz binghcauq ndaw bwt, soujsuz gaxgonq、 soujsuz gvaqlaeng gya yungh valiuz, sawj gij yaugoj ywbingh ndaej daezsang haemq hung.

(1) Gaemdawz ndei aen gihbwnj yenzcwz bwt baenz ngaiz: Ywvayoz cawzliux miz gij cozyung gajmied sibauh baezfoeg caixvaih, doiq sibauh cingqciengz ndangvunz, daegbied dwg aen cujciz sibauh sengmaj hoenghhwd, hix miz gij cozyung naenxhaed roxnaeuz gajsieng, biujyienh baenz gij fucozyung doeg, lumjbaenz bwzsibauh gemjnoix、 hezsiujbanj doekdaemq, lwedhaw、 dungxfan yiemzcungh、 rueg、 simdaeuz sonjsieng、 bwt bienq senhveiz. Valiuz doengzseiz itdingh aeu yungh cosih, baexmienx ywvayoz mizok fucozyung doeg. Vihliux demgiengz gij yaugoj ywbingh, seizneix canghyw youq bwt baenz ngaiz valiuz seiz, doengzseiz roxnaeuz gonqlaeng sawjyungh lai cungj yw valiuz, neix couhdwg lienzhab valiuz. Lienzhab valiuz ndei gvaq dan'it yungh yw, seizneix gaenq ndaej gvangqlangh wngqyungh.

(2) Youq ndaw valiuz baenz binghgyoebfat caeuq fuengzceih: Aenvih

gij yw valiuz lai cungj lai yiengh, binghgyoebfat hix mbouj doxdoengz,
ndigah valiuz gaxgonq, wngdang liujgaij gij fucozyung sawjyungh moix cungj
yw. Cungj binghgyoebfat ciengzseiz raen haenx miz geij hangh lajneix:
①Valiuz yinxhwnj ndokngviz naenxhaed. Cujyau biujyienh baenz lwed
satbyai bwzsibauh、hezsiujbanj doekdaemq caeuq baenz lwedhaw, sawj gij
rengzdingjbingh ndangdaej doekdaemq, gyoebfat lahdawz. ②Valiuz
yinxhwnj saisiuvaq baenz binghgyoebfat. Neix dwg youq ndaw valiuz
ciengzseiz raen, biujyienh baenz siengj gwn gemj doiq, dungxfan、rueg、
dungxraeng、dungxin、oksiq daengj. ③Daepmak caeuq simdaeuz caez
fatbingh. Ywvayoz doiq sibauh daep hix miz cozyung doeg, lumjbaenz
yunghliengh lai roxnaeuz ciengzgeiz yungh, ndaej cauxbaenz goengnaengz
aendaep deng sonjhaih, biujyienh baenz conjanhmeiz swng sang, ndigah
doiq doengh bouxbingh yienzlaiz goengnaengz aendaep mbouj ndei de,
wnggai siujsim nyinhcaen bae genjyungh valiuz.

Valiuz doiq gij goengnaengz aenmak hix miz sonjhaih, daegbied dwg
sunboz、swhlezmeizsu、anhgyazdezlingz daengj, mwh youqgaenj ndaej
gyoebfat gij goengnaengz aenmak sainyieg gipsingq, yawhfuengz cujyau guh
daengz: Mienx yungh gij yw doiq goengnaengz aenmak miz yingjyangj haenx
daiq lai; doiq mbangj cungj yw, lumjbaenz sunboz、anhgyazdezlingz,
valiuz seiz, hawj bouxbingh gyalai soengqraemx, hawj gij yw leih nyouh,
sawj nyouh bienq soemj, bouxbingh lai gwn raemx, yienghneix daeuj
baujhoh gij goengnaengz aemak. Valiuz seiz danghnaeuz fatyienh gij
goengnaengz aenmak mbouj caezcienz, wngdang dingz yw, yw goengnaengz
mbouj caezcienz.

Gij yw dingj binghngaiz doiq nohsim sonjsieng ciengz raen haenx miz
Ahmeizsu、byaujahmeizsu. Boux bingh mbaeu haenx ndaej camhseiz
yinxhwnj sinhdenduz gaijbienq, boux bingh naek haenx baenz nohsim
gaijbienq、sim sainyieg hamz lwed, vihneix valiuz gaxgonq cangzgveih guh
sinhdenduz genjcaz, boux miz sinhdenduz gaijbienq mingzyienj、roxnaeuz miz
binghnohsim、nohsim fatyienz、simdaeuz doekbaih haenx, gimq yungh valiuz.
Boux doiq sinhdenduz miz gaijbienq haenx siujsim yungh, itbuen wnggai gemjnoix
yungh yw soqliengh, caemhcaiq youz canghyw dazyinx bae guh.

(3) Gij megdoengh hozgyawjsaej guenq yw valiuz: Neix dwg cungj

fuengfap bwt baenz ngaiz valiuz ndeu, canghyw youq daeuqyawj baihlaj, daj doenghmeg goekga vunzbingh cap haeuj diuz daujguenj ndeu, soengq daengz ndaw doenghmeg hozgyawjsaej mbiengj bwt binghbienq haenx, ginggvaq genjcaz doekbingh mbouj miz loek le, guenq yw valiuz, cungj fuengfap ywbingh neix beij daengx ndang valiuz miz gijndei lajneix: ①Daezsang gij noengzdoh yw mbangj giz baezfoeg, gajsieng sibauh baezfoeg mizik, caemhcaiq doenggvaq doenghmeg hozgyawjsaej caeuq sailwed cunggek cujciz doubwt doxhab, lij ndaej doiq doubwt、 cunggek senjnodcauq miz gij cozyung gajsieng. ②Cungj yungh liengh noix, vihneix fucozyung doeg caeuq daengx ndang fanjying iq, seizneix gaenq haemq bujben bae yungh.

4. Swnghvuz Menjyiz Ywbingh

Boux bwt baenz ngaiz ciengzseiz miz goengnaengz menjyiz mbouj caezcienz. Menjyiz ywbingh couhdwg doenggvaq gak cungj fuengfap, sawj vunzbingh hoizfuk、 diuzcingj、 gyalai gij cozyung dingj binghhngaiz ndangdaej, daj neix couh gaemhanh baezfoeg fazcanj、 fukfat roxnaeuz senjnod. De dwg cungj daengx ndang ywbingh ndeu, gij ciengz yungh de miz geij cungj lajneix.

（1） Daezsang gij cujdung menjyiz mbouj daegbied haenx: Yungh di ywcauh ndeu, sawj ndangvunz demgiengz gij naengzlig dingj baezfoeg bonjndang, loih ywcauh neix miz gajgaimyauz、 ganjginmyauz baenz diuz dinj iq daengj.

（2） Daezsang gij cujdung menjyiz daegbied de: Cujyau dwg demgiengz gij sibauh daegbied caeuq raemx ndang dingjbingh, gij ciengz yungh de miz swdij liuzmyauz, hoeng gij yaugoj ywbingh lij nanz ndaej haengjdingh.

（3） Daezsang gij beidung menjyiz: Ciengzseiz cigsoh soengq haeuj gangdij, sawj vunzbingh gig vaiq ndaej daezsang dingjbingh, gij ciengz yungh de miz danhgwzlungz gangdij, hoeng youq boux baenz bwtngaiz ndawde, ndaw guek lij yungh mbouj lai.

Linghvaih, lij miz mbangj fuengfap yw bingh moq, danghnaeuz gvaqciep menjyiz ywbingh, ciengz yungh *LAK* sibauh bae yw, dawz linzbah sibauh vunz youq rog ndang caeuq bwzsibauh gaisu 2 giethab, sawj sibauh miz gij cozyung gajsieng baezfoeg, gij daegdiemj de dwg dawz gij cozyung dingj baezdoeg vaiyenz soengq hawj bouxbingh, seizneix gaenq youq ndaw guek wngqyungh.

5. Gihyinh Ywbingh

Gyoengq gohyozgyah rog guek gaenq cauh'ok gangdij bendon daegbied ndaej supnem sibauhngaiz haenx, caemhcaiq wngqyungh youq yw bingh gezcangzngaiz. Cungj gangdij neix biugeiq doxgaiq fangse roxnaeuz supnem yw dingj binghngaiz, doiq sibauhngaiz miz gij cozyung gajsieng daegbied haenq. Baezlaeng danghnaeuz miz gojnaengz youq yw bingh bwt baenz ngaiz seiz yungh cungj gangdij neix, gij yaugoj yw bwt baenz ngaiz couh yaek ndaej daezsang.

6. Gizgvangh Caeuq Gauhyez Ywbingh

Gizgvangh dwg moux di doxgaiq ginggvaq gikfat fuze le, ndaej cuengqok gij rongh naengzliengh gig hung haenx, cungj rongh neix bienqbaenz yeznaengz le, dohraeuj gig sang, ndaej dabdaengz geij fanh doh. Leihyungh cungj yeznaengz neix, ndaej yw bwt baenz ngaiz maj youq ndaw conghbak youh mbouj ndaej guh soujsuz haenx, lumjbaenz gij bwt baenz ngaiz dimzsaek saiheiq, cihgi'gvangjgyangh, ndaej doenggvaq senhveiz cihgi'gvanjging daeuj ywbingh, gejcawz saidiemheiq saeklaengz, sawj diemheiq ndaej gaijndei.

Aenfap aeu gauhvwnh yw bwt baenz ngaiz itbuen dwg dangguh aen fap bangbouj fangse ywbingh, dingzlai yungh youq yiengh seiqhenz bwt baenz ngaiz, couhdwg bouxbingh fangliuz yungh gij fuengfap sebinz gya dohraeuj hawj baezdoeg daengz 42.5℃ doxhwnj, sawj fangliuz lai minjganj.

7. Aenfap Denvayoz Ywbingh

(1) Gij Yienzleix Denvayoz Ywbingh Ngaizcwng.

Aenfap denvayoz ywbingh dwg gij yienzleix den gajsieng baezdoeg, bauhamz song aen fuengmienh: ①Dengaij cozyung, couhdwg naeuz dienh ndaej dawz gij sibauhngaiz faengaij baenz soiqbenq le couh vaiqdangq dai bae, neix heuhguh gij yauqwngq cigciep gaj dai; ②Gij cozyung dencin caeuq denyungj, couhdwg dienh ndaej faengaij gak cungj lizswj (lumjbaenz gyaz、naz、raemx daengj), caemhcaiq sawj de dauqcungz faenbouh. Bonjlaiz gij sonhgenjdoh ndaw baezfoeg dwg cungsingq, ndigah de sengmaj gig vaiq. Hoeng youq ywbingh seiz, gij cujciz baezfoeg seiqhenz diuzcim yangzdengiz caphaeuj baezdoeg haenx bienqbaenz gyangzsonh, hoeng seiqhenz yinhdengiz cix bienqbaenz gyangzgenj. Cungj vayozsing neix gaijbienq haenqrem，buqvaih senglix diuzgen cungsingq cujciz baezfoeg yaekaeu haenx，yienghneix sibauhngaiz gig vaiq boedbaih dai bae，ndigah heuhguh "aenfap denvayoz yw binghngaiz".

（2）Aenfap Denvayoz Ywbingh Ndaej Yw Gij Bwt Baenz Ngaiz Lawz.

Ndaej gajsieng sibauh bwt baenz ngaiz gak cungj loihhingz，ndigah fanzdwg gij bwt baenz ngaiz mbouj habyungh fangliuz、valiuz haenx，lumjbaenz senngaiz、sibauh bopbwt baenz ngaiz caeuq yiengh bwt baenz ngaiz faenvaq sang haenx，caeuq sangbiz ngaiz baenzgyaep，bwt baenz ngaiz senjnod fangliuz、valiuz mbouj mizyauq haenx，cungj ndaej yungh aenfap denvayoz ywbingh. Aenvih gij goengnaengz sim bwt mbouj caezcienz，boux mbouj miz banhfap ciepsouh soujsuz ywbingh haenx，hix ndaej yungh denvayoz daeuj ywbingh. Engqlij miz mbangj bouxbingh bwt baenz ngaiz，hai aek le fatyienh baezdoeg mbouj ndaej gvejcawz seiz，ndaej youq yawjraen seiz coh ndaw baezdoeg caphaeuj diuzcim dengiz bae ywbingh，caemhcaiq sou ndaej yaugoj habhoz.

Aenvih aenfap denvayoz ywbingh ancienz mizyauq、sienghaih iq、hoizfuk vaiq，doiq bouxbingh ndangdaej nyieg haenx，roxnaeuz bwt baenz ngaiz geizlaeng ginggvaq gizyawz ywbingh，gij baezdoeg yienzfat ndaw bwt ciuqyiengh lixyouq haenx，roxnaeuz gaenq okyienh gizgyae senjnod roxnaeuz song aen bwt cungj miz binghbienq haenx，cungj ndaej yungh denvayoz ywbingh，baenzneix daeuj siumied gij binghbienq ndaw bwt，gemjnoix gij haemzhoj bouxbingh caeuq gyaraez sengmingh.

（3）Gij Yaugoj Denvayoz Ywbingh.

Leihyungh aenfap denvayoz ywbingh bae yw bwt baenz ngaiz，gij yaugoj geizgyae de yienznaeuz mboujyawx soujsuz cawzbae ndei，hoeng daihdaih sang gvaq sojmiz gij ywfap mbouj yungh soujsuz haenx（lumjbaenz fangliuz、valiuz daengj）. Yawj ndaej ok aenfap denvayoz ywbingh youq yw bwt baenz ngaiz geizgyang、geizlaeng fuengmienh miz diegvih youqgaenj.

Dangyienz，cungj fuengfap ywbingh neix hix mbouj dwg yienghyiengh ndei caez，de hix gvihaeuj cungj fuengfap mbangj giz ywbingh，gaenjcij ndaej yw gij baezdoeg saeddaej moux aen daepmak，doiq doengh gij binghlaeh gaenq dwg daengx ndang senjnod haenx，cungj mbouj miz yungh.

Danghnaeuz caeuq valiuz daengj fuengfap doxgiethab caemhcaiq ndaej daezsang linzcangz yaugoj, ndigah aenfap gyoebhab ywbingh wnggai yawj baenz aen fazcanj fueng'yiengq yw bwt baenz ngaiz.

Cunghyihyoz Yw Bwt Baenz Ngaiz

Cunghyih yw bwt baenz ngaiz youq guek raeuz fazcanj ndaej gig vaiq, engqlij yinxhwnj le rog guek yihyozgai gig daih yinxdaeuz caeuq fanjyiengj, bienqbaenz gij soujduenh bae yw bwt baenz ngaiz geizlaeng noix mbouj ndaej haenx. Aenfap ywbingh ciengz yungh youq linzcangz fuengmienh miz geij cungj lajneix.

1. Aenfap Rex Cingq Gung Bonj

Boux bwt baenz ngaiz dingzlai cungj miz gij binghyiengh ndang haw heiq dinj, gyaeuj ngunh da raiz, mbouj siengj gwn, ninz mbouj onj, gyanghwnz nyouh lai daengj, neix dwg aenvih bwt baenz ngaiz le, cingqheiq noix hawq, sied heiq sieng lwed, heiq dingz lwed cwk cauxbaenz. Doiq cungj binghyiengh haw neix, gij yenzcwz ywbingh de, wnggai daj yw goekgaen bae roengzfwngz, bouj haw rex cingq, gung bonj maenh goek, muzdiz dwg gaijndei gij naengzlig dingjbingh ndangvunz, demgiengz gij goengnaengz dingjbingh. Gij ywdoj rex cingq gung goek miz vangzgiz, nijcinhswj, goujgij, vujveiswj, duswhswj, yinzcinh, bwzsuz, sauzyoz, denhdungh, bujguzcih, gveihbanj, ngveih haeuxlidlu, dunghcungzyacauj, whgyauh daengj. Linzcangz cazyawj gezgoj cwngmingz, gij yw fuz cingq gung bonj doiq sibauh baezfoeg sengsanj, miz gij cozyung hanhhaed yienhda. Gij yw gwnzneix gangj haenx, caemh habyungh youq bouxbingh youq mwh soujsuz bwt baenz ngaiz gvaqlaeng gwn, yungh daeuj diuzcez yw lwed heiq haw caeuq ndangdaej hawnyieg soujsuz gvejcawz bwt baenz ngaiz le buenxfat haenx.

Soujsuz gvejcawz bwt baenz ngaiz gvaqlaeng, ciengzseiz aenvih gij doxgaiq saidiemheiq iemqok gyalai couh giet baenz myaiz, myaiz lai saiheiq deng dimzsaek. Bouxmbaeu ndaej sawj diemheiq mbouj swnh, boux youqgaenj haenx cauxbaenz aenbwt deng lahdawz, engqlij sienghaih daengz sengmingh. Seizneix, ndaej yungh yw vaq mayiz daeuj diuzyw, lumjbaenz nanzsingh, niuzbangswj, gvelouz, raetsanhswz, majdouhlingz, cenzhuz, makgingq daengj. Saedniemh gaenq cwngmingz, gij ywdoj baihgwnz gangj haenx lij miz itdingh cozyung dingj binghngaiz dem.

2. Aenfap Hoengh Lwed Vaq Cwk

Lwedheiq youq ndaw ndangvunz sinzvanz mbouj dingz mbouj duenh caeuq doengrat mbouj miz gazngaih, cij ndaej veizciz sengmingh boux cingqciengz. Baenzbingh yinxhwnj lwedheiq saetdiuz, yaek cauxbaenz heiq dingz lwed cwk. Boux bwt baenz ngaiz ciengzseiz miz lwed cwk, couhdwg naengbak aeuj linx nding, naengnoh amq, mbouj miz rongh. Vaqniemh genjcaz ndaej fatyienh, lwed niu gwd demlai, aen gihci gietlwed cawqyouq yiengh cingzgvang gietndaek youqgaenj. Boux bwt baenz ngaiz buenx miz lwedgiet haenx, ciengzseiz aenvih gij sailwed bwnsaeq seiqhenz ngaizcauq cauxbaenz lwed dimzsaek gvangqlangh, fuengzngaih gij yaugoj fangliuz、 valiu. Hoengh lwed vaq cwk ndaej diuzdoeng lwedheiq, gaijndei veiz sinzvanz, demgiengz gij rengzhoengh sibauh hungloet, daezsang gij goengnaengz menjyiz bwzsibauh ndangvunz, dabdaengz aen muzdiz naenxhaed baezfoeg sengmaj caeuq sibauh baez senjnod.

Gij yw hoengh lwed vaq cwk ciengz yungh haenx miz conhyungh、 ngozsuz、 duzbingraemx、 nonngwz、 vahoengz、 cizcauz、 danhbiz、 danhcinh、 valingzsiuh、 samcaet、 conhlenswj、 vuhyoz、 davangz、 gyangyangh、 gaeulwedgaeq、 banhmauz、 nonrin、 vujlingzcih、 ngveih makdauz、 ganhciz daengj.

Linzcangz fuengmienh, gaenq dawz aenfap hoengh lwed vaq cwk caeuq fangse ywbingh roxnaeuz valiu doxgiethab, cauxbaenz le aen fuengfap moq aeu cunghyih sihyih giethab bae gungyw bwt baenz ngaiz. Gij gezgoj saedniemh cwngmingz, gij yw hoengh lwed vaq cwk ndaej yungzgaij diuz sailwed iq seiqhenz baezfoeg, caemhcaiq ndaej gya'gvangq sailwed bwnsaeq, gaijndei gij liuzbenyoz lwed lae, mingzyienj demgiengz fangsesen doengdaeuq, daezsang gij yauqlig fangsesen gajsieng sibauh baezfoeg.

3. Aenfap Unq Geng Sanq Giet

Cunghyih nyinhnaeuz, gij yienzaen bwt baenz ngaiz dwg aenvih myaiz noengz comzgiet cauxbaenz. Ndaw bwt gietcomz gaiq foeg, itdingh aeu yungh gij banhfap unq geng sanq giet bae yw. Gij yw ciengz yungh haenx miz gyapbangx、 gyaepfw、 nonrin、 vajlwngswj、 haijcauj、 gunhbu、 byauhsiuhhaij、 rinhaijfuz、 cinghdai、 dilungz、 vujbeiswj、 majdouhlingz、 nanzsingh、conhyungh、swyenzdungz、bungzsah、sizcijsah daengj.

Yungh aenfap unq geng sanq giet daeuj yw gij baezfoeg ndaw bwt, gaenq gvangqlangh wngqyungh youq linzcangz, lij aeundaej gij yaugoj haemq ndei.

4. Aenfap Siu Huj Gej Doeg

Cunghyih nyinhnaeuz, doeg hwngq dwg gij cujyau yienzaen cauxbaenz baezdoeg. Bouxbingh hwngq ndat dingzlai raen bwt baenz ngaiz geizlaeng, baezfoeg gyahung apbik hozgyawjsaej, myaiz giet cumx comz mbouj yungzheih ae okdaeuj, ciengz buenx miz aenbwt deng lahdawz, ndangdaej fatndat, bak hawq linx sauj, linx hoengz, ngawhlinx henj, haex giet ndongj daengj gij binghyiengh hwngq haenx. Yungh gij yenzcwz siu huj gej doeg, ndaej gejcawz gij yungyiemj ndaw ndat roxnaeuz hwngqndat doeg cwk haenx. Gij yw siu huj gej doeg miz lungzgveiz、byaekvaeh、golinzgaeq、bancihlenz、gujcinh、sanhdougwnh、swjhozceh、cinghdai、sizgenconh、lenzgyau、va'ngaenz daengj. Danghnaeuz ndaw bwt miz baezfoeg haemq hung, doegndat nanz gaij, lij ndaej gya yungh vangzcinz、vangzlenz、vangzbwz、nywjlinxngwz vahau、vangzyozswj、gveizsuswj.

Mizseiz, boux bwt baenz ngaiz youq mwh ciepsouh fangse ywbingh, ciengzseiz okyienh din fwngz fatndat, bak sauj linx hawq、mbouj siengj gwn、dungxsaej mbouj cwxcaih、haex giet ndongj daengj gij binghyiengh yaemhaw ndat hwngq. Seizneix boiqhab gwn yw siu huj gej doeg, ndaej hoizsoeng gij binghyiengh gwnzneix gangj haenx, baujhoh bouxbingh swnhleih guh sat gij giva fangse ywbingh, caemhcaiq aeundaej linzcangz ywbingh yaugoj haemq ndei.

5. Aenfap Siu Myaiz Cawz Cumx

Aenmamx guenj yinhvaq. Mamx dungx hawnyieg, yinxhwnj raemx cumx yinhvaq mbouj doxdaengh, giet baenz myaiz. Cunghyih nyinhnaeuz, myaiz comz youq ndaw ndang, ndaej yinxhwnj bwt baenz ngaiz. Ndigah, yungh aenfap vaq myaiz cawz cumx youq gungyw bwt baenz ngaiz fuengmienh, ciemq miz diegvih youqgaenj. Cunghyoz gawq ndaej gemjmbaeu linzcangz fuengmienh gij binghyiengh ae、ae myaiz、aekin、mbaet heiq daengj, youh ndaej sawj mbangj di bwt baenz ngaiz ndaej gaemhanh, daegbied dwg youq mwh yw bwt baenz ngaiz gyoebhab aek foegraemx, miz gij goengyauq siu yienz dingz in caeuq hoizsoeng mbaetheiq. Gij ywdoj ciengz yungh daeuj siu myaiz cawz cumx miz cenzhuz、makgingq、raetsanhswz、nanzsingh、gvelouz、majdouhlingz、niuzbangswj、cuhlingz、fuzlingz、vayenz、bwzsuz、sanghluz、mbawcaz daengj. Mwh yw bingh aek foegraemx, ndaej yungh moegdoeng、cwzse、mbawfaexcuk、daihgij、cwzciz、buenqbienlienz、sizcuzconh、gizmwz、rag makit ndoi、gangzbanjgveih、haijginhsah daengj.

6. Aenfap Aeu Doeg Gung Doeg

Guek raeuz daj ciuhgeq couh riuzcienz roengzdaeuj haujlai bienfueng caeuq niemhfueng yw bwt baenz ngaiz, miz mbangj souyauq mbouj loek, ndawde miz mbangj hamz miz itdingh doegsingq. Gij gingniemh linzcangz cingqmingz, lumjbaenz bwt baenz ngaiz ciengzgeiz yw mbouj mizyauq, yungh aenfap aeu doeg gung doeg bae yw, cingqcaen ndaej sou daengz gij gungyauq gung geng sanq giet、cawz cwk siu baez. Ginggvaq sawqniemh cazyawj, cungj yw doeg neix doiq sibauh baezfoeg miz gij cozyung cigciep gajsieng. Ciengz yungh gij yw aeu doeg gung doeg haenx miz loih yw doenghduz —— sipgimz、sipndangj、banhmauz、bongh-ndaeng、ngwzdoeg、gungqsou、duzbing; loih yw gvangvuz —— yungz-vuengz、bungzsah、bihsangh、ginghfwnj; loij yw doenghgo —— ganhciz、cungzluzguz、swnghnanzsingh、swnghbanya、swnghfuswj、gizsingswj、bazgozlenz、vuhdouz、dwngzvangz、duzgozlenz、langzdduz daengj.

Gij ywdoj gwnzneix gangj haenx hamz miz itdingh doegsingq, cijaeu diuzboiq ndaej habdangq、yunghliengh habngamj, danghnaeuz doiq ndangvunz mbouj miz doeg fanjying, cingqcaen ndaej yw mbangj di bwt baenz ngaiz, caemhcaiq ndaej daengz itdingh yaugoj. Gaenh geij bi neix daeuj, miz vunz dawz moux di doenghduz singjsien ndaw yw doenghduz gwnzneix gangj haenx, yungh fuengfap gohyoz daezaeu daeuj guhbaenz yw, ginggvaq linzcangz wngqyungh ndaejdaengz itdingh yaugoj. Dingzlai yihyen cujcangh yungh gij fuengfap cunghyih sihyih giethab daeuj yw bwt baenz ngaiz, beij dan yungh yw sihyoz roxnaeuz moux cungj ywdoj souyauq lai ndei.

Cieng Daih 7
Binghfeigezhwz

Lauzbingh Dauqcungz Rub Daeuj

Binghgezhwz, doenghbaez heuhguh "lauzbingh". Binghfeigezhwz, hix couhdwg "lauzbingh" gyoengqvunz ciengzseiz gangj haenx. De dwg cungj bingh hawj vunzloih daiq daeuj cainanh hungloet gvaq, gij cingzdoh sienghaih de, ndaej caeuq binghnouraq、dienva, caeuq cungj bingh'aiswh ngoenzneix doxdoengz lwnh. Ndigah, youq Cungguek gaeuq, gyoengqvunz ciengzseiz gangj daengz lauzbingh saeknaj bienq.

Daj 20 sigij 80 nienzdaih geizlaeng hainduj, lauzbingh yienh'ok le gij seiqdaeuz youq daengx seiqgyaiq okyienh, gij biujyienh hingzsik de miz song loih: It dwg lauzbingh gaenq ndaej daengz gaemhanh ndei、gij guekgya fatdad vunzsoq cug bi onjdingh doekdaemq haenx, youh okyienh gij cingzgvang moq lauzbingh demgya haenx, lumjbaenz Meijgoz、Danhmwz、Hozlanz、Yidali、Suisw、Nozveih、Aiwjlanz、Sihbanhyaz daengj guekgya; ngeih dwg gij binghcingz lauzbingh mbangj di guekgya cingqcaih fazcanj haenx gig mingzyienj swng sang. Gij yienzaen cauxbaenz cungj seiqdaeuz dauqma de cujyau miz 4 fuengmienh lajneix.

（1）Vunzloih mizok menjyiz binghdoeg mbouj caezcienz（couhdwg binghdoeg bingh'aiswh）caeuq bingh'aiswh liuzhingz, sawj mbangj di guekgya, daegbied dwg Feihcouh Ya Sahhahlah baenz lauzbingh fatbingh swng sang gig haenq. Aenvih bingh'aiswh roxnaeuz gij binghdoeg de, gig daih doekdaemq le gij goengnaengz menjyiz ndangvunz. Ndaej hawj gij gezhwzcauq gaeuq ndaw ndang dauqcungz hozdung cix baenz bingh, hix ndaej aenvih gezhwz ganjgin caiq baez ciemqhaeuj, cauxbaenz le vaiyenzsing caiq lahdawz cix baenz lauzbingh. Mbangj boux baenz bingh'aiswh roxnaeuz boux lahdawz binghdoeg aiswh haenx, ndaej youq gezhwz ganjgin baeznduj haeuj ndaw ndang le gig vaiq fazcanj baenz lauzbingh hozdungsing.

（2）Gij bouxvunz gizdieg roxnaeuz guekgya lauzbingh riuzhengz youqgaenj haenx，yiengq aen guekgya gezhwz yizcingz daemq de daihliengh senj bae youq，dwg lingh aen yinhsu youqgaenj aen guekgya fatdad lauzbingh hoiz sang.

（3）Doengh aen guekgya youq gaemhanh lauzbingh mbouj daeklig、aenfap vayoz ywbingh wngqyungh mbouj habdangq haenx，okyienh boux baenz lauzbingh doiq lai cungj yw naihyw haemq lai. Cungj vunz bingh neix yungh gak cungj yw dingj lauzbingh gaenq nanz mizyauq，ciengzgeiz gvinab youq ndaw cungjsoq doengjgeiq boux lauzbingh，caemhcaiq laebdaeb cienzlah bouxwnq，cauxbaenz sinvanz yakrwix.

（4）Seizneix gij byaijyiengq lauzbingh riuzhengz，mbouj ndaej gibseiz yinxhwnj mizgven gihgou caeuq vunzlai ndawbiengz yawjnaek cukgaeuq，mbangj di guekgya douzhaeuj mbouj gaeuq. Miz mbangj guekgya fatdad caiqlij gemj le gij cienz yenzgiu caeuq fuengzceih lauzbingh，dwg gij yienzaen lauzbingh okyienh dauqcungz rub daeuj ndawde aen ndeu.

Gij Binghyiengh Lauzbingh

Lauzbingh gawqyienz dwg binghgezhwz ndawde cungj bingh ceiq lai raen、ceiq cujyau ndeu，nyinhrox lauzbingh gak cungj biujyienh，baenzneix ndaej daezsang singjgaeh，caeuxdi yw ndei，miz gij youqgaenj caeuq gij noix mbouj ndaej de. Gag biujyienh dwg ceij gij linzcangz binghyiengh youz lauzbingh yinxhwnj. Aenvih gij cingzdoh lauzbingh naek mbaeu mbouj doxdoengz，gij binghyiengh de biujyienh okdaeuj caeuq gij yienghsiengq de okyienh beijlwd hix mbouj doxdoengz，boux mbaeu de ndaej mbouj miz saekdi binghyiengh，boux naek de cix miz lai cungj binghyiengh. Itbuen daeuj gangj，ae、fatndat、ae myaiz、ae lwed、aekin caeuq ok hanhheu，dwg gij binghyiengh lauzbingh ciengz raen haenx. Gizyawz lij ndaej miz mbouj siengj gwn、ndang naek gemjmbaeu、daengx ndang mbouj miz rengz、heiqgaenj、simvueng daengj.

1. Ae、Ae Myaiz

Ae dwg ndangvunz cungj soujduenh fuengzre ndeu，baengh de daeuj baiz ok gij doxgaiq ndaw saidiemheiq iemqok haenx，ndigah boux ndangcangq hix ndaej ae ok saekdi myaiz niu. Hoeng baenz lauzbingh，ae ciengzseiz dwg gij binghyiengh daih'it de，gij myaiz ae ok de ndaej riengz binghbienq mbouj doengz couh lai cungj lai yiengh. Cungj binghyiengh neix dingzlai youz gij cingzgvang lajneix cauxbaenz.

（1）Gij binghbienq ndaw bwt gezhwz fazcanj （lumjbaenz boux ngamq fatbingh）, roxnaeuz gij binghcauq yienzlaiz dinghyouq bienq rwix （bouxbingh fukfat）, cauxbaenz iemqok caeuq yiengh gietndongj vaihdai gaijbienq, sawj gij cujciz aenbwt buqvaih、yungzgaij, cauxbaenz raemx myaiz lai cix yinxhwnj ae caeuq ae myaiz. Boux lauzbingh yiengh hoengqbyouq、yiengh gietndongj caeuq vaihdai haenx, dingzlai miz gij binghyiengh ae caeuq ae ok daihliengh myaiz gwd. Siujsoq vunzbingh lij ndaej ae ok gij doxgaiq lumj gietndongj nei. Hoeng boux lauzbingh dwg lwed sanqboq caeuq sengsanj cimqnyinh haenx ae haemq mbaeu, ae myaiz mbouj lai, ciengzseiz dwg myaiz saekhau raemxniu. Boux baenz bingh nanz haenx saekseiz ndaej ae ok ringai dem.

（2）Bouxbingh linzbahgez ndaw aek laj bwt apbik sailwed、hozgyawjsaej roxnaeuz hozgyongx、hozgyawjsaej muegndaw haenx, dingzlai miz baenzraq gikcoi baenzae, hix ndaej buenx miz saekdi ae myaiz. Boux baenz lauzbingh naek binghbienq gvangqlangh roxnaeuz binghbienq senjnod daengz hozgyawjsaej haenx, ae cungj gig haenq, danghnaeuz linzbahgez ndaw aek foeg hung yiengq cihgi'gvanjgyangh boedbyoengq, cauxbaenz hozgyawjsaej linzbahlouz seiz, cawzliux deng gikcoi baenzae caixvaih, mizseiz ae ok gij doxgaiq gietndongj.

（3）Bouxbingh baenz gezhwzsing muegaek fatyienz, aiq dwg aenvih muegaek deng binghyienz gikcoi cix fatseng fanjsesing ae hawq.

（4）Gezhwzsing aek nong yiengq cihgi'gvanjgyangh ronzdoeng, cauxbaenz cihgi'gvanj muegaek conghroh seiz, mwh moux aen ndangvih ciepcuk sawj raemxnong conghroh, yinxhwnj baenzraq ae, caemhcaiq ae ok daihliengh myaiz nong.

（5）Boux baenz lauzbingh miz veizswnghvuz gizyawz ciemqhaeuj aenbwt, danghnaeuz ndaw bwt ciepfat lahdawz seiz, ciengzciengz miz gij binghyiengh ae gyahaenq caeuq myaiz bienq lai bienq henj.

2. Fatndat

Binghleixsingq ndangraeuj swng sang, heuhguh "fathwngq" roxnaeuz "fatndat", dwg baenz lauzbingh seiz ndangvunz cungj fanjying daengx ndang ndeu, hix dwg gij biujyienh lauzbingh hozdungsing ciengzseiz raen de.

Daihdaej miz 3 cungj fatndat cingzdoh mbouj doengz.

(1) Loq fatndat: Ceij loq fatndat dohraeuj ndaw bak youq 37. 4~38℃ duenh neix, roxnaeuz heuhguh "fatndat daemq". Boux baenz lauzbingh loq fatndat ndaej raen geij cungj cingzgvang lajneix: ①Gij lauzbingh hozdung mbaeu; loq fatndat ndaej biujyienh baenz boux baenz lauzbingh geizcaeux ngamq fatbingh, cujciz buqvaih mbouj naek, hix raen gij lauzbingh gaeuq youh dauqcungz fatbingh haenx. ②Boux baenz lauzbingh menjyiz fanjying daemq: Lumjbaenz, gij gihnwngz fuengzre ndangdaej bouxbingh nienzgeij laux haenx gemjdoiq, couhcinj binghbienq lauzbingh haemq yiemzcungh, hix ndaej mbouj fatndat haenq cix dan dwg loq fatndat. ③Lauzbingh buenx miz gij bingh wnq menhsingq loq fatndat: Lumjbaenz bouxbingh gyoebhab ganhyenz menhsingq、gij goengnaengz gyazsangsen saenqhwnj.

(2) Fatndat haenq: Boux ndangraeuj youq 39℃ doxhwnj haenx gvihaeuj fatndat haenq, ciengzseiz raen song cungj cingzgvang lajneix: ①Lauzbingh bingh gip haenq: Lauzbingh gipsingq lwed sanqboq; feiyenz lumj ganhlau; binghbienq aenbwt gvangqlangh roxnaeuz lauzbingh binghnaek geizlaeng; gezhwzsing muegaek fatyienz mizok daihliengh bakaek cwk raemx daengj. ②Ciepfat lahdawz yiemzcungh: Lauzbingh yiengh hoengqbyouq caeuq vaihdai yungzheih gyoebfat ciepfat lahdawz haenqnaek. Ciengzgeiz baenz lauzbingh geizlaeng haenqnaek, gij goengnaengz menjyiz doekdaemq yienhda, ndaej aenvih gak loih yienzaen cix lahdawz gij bingh wnq.

(3) Cungdoh fatndat: Fatndat youq 38~39℃ duenh neix dwg gvihaeuj cungdoh fatndat. Caeuq song loih baihgwnz doxlumj, dingzlai youq banringzgvaq fatndat, banhaemh roxnaeuz gyanghwnz doiqndat, haetromh caeuq gyanghaet ndangraeuj ndaej cingqciengz. Dingzlai raen boux baenz gezhwz yiengh cimqnyinh、yagizsing roxnaeuz lwed sanqboq menhsingq.

3. Ae Ok Lwed

Bingh hozgyawjsaej、lai cungj binghbwt caeuq daengx ndang miz bingh, cungj ndaej fatseng ae lwed. Hoeng boux ae lwed linzcangz soj raen ndawde, dwg lauzbingh ae lwed ceiq ciengz raen.

4. Aek In

Lij nanz cingqsaed bwt cingqcaen miz sinzgingh roxnyinh in, ndigah ndaw bwt gezhwz binghbienq bonjndang mbouj yinxhwnj aekin. Hoeng miz mbangj boux baenz lauzbingh naeuz aekin, gyaepcaz gij yienzaen de, dingzlai youz geij cungj cingzgvang lajneix yinxhwnj.

（1）Lauzbingh binghbienq yingjyangj daengz muegaek, daegbied dwg gansing muegaek fatyienz roxnaeuz muegaek fatyienz iemqok, aekin ciengz riengz diemheiq caeuq ae cix gyanaek. Indot dingzlai youq gizdieg muegaek fatyienz haenx. Lumjbaenz muegaek cunggek roxnaeuz linzbahgez cunggek foeghung, aekin ciengzseiz youq naj aek roxnaeuz giz ndoksaen baihlaeng. Muegaek vanggek naetnaiq seiz youq laj aek、 giz simgumz okyienh indot.

（2）Boux baenz lauzbingh sawqmwh baenz heiqaek gag fat seiz, ciengzseiz mbiengj baenz heiqaek de indot haemqrem lumj cim camx, mizseiz indot coh gwnzmbaq、 gwnzgen caemh mbiengj roxnaeuz duenh gen gwnz fangse, buenx miz diemheiq hojnanz gipsingq.

（3）Boux baenz lauzbingh gyoebhab bangxaek gezhwz caeuq ndoksej gezhwz seiz, hix ciengzseiz roxnyinh aekin.

5. Ok Hanhheu

Fanzdwg ninz le ok hanh, singj seiz hanh couh dingz, roxnaeuz singj le ok hanh mingzyienj gemjnoix, heuhguh "ok hanhheu", dwg gij goengnaengz swdung sinzgingh luenhlab cauxbaenz, hix dwg gij binghyiengh gezhwzsing dengdoeg ndawde yiengh ndeu. Ndaej doengzseiz buenx miz gij binghyiengh wnq, lumjbaenz loq fatndat、 daengx ndang naiqnuek、 dungxraeng、 ndangnaek gemjmbaeu daengj. Gij cingzdoh ok hanhheu mbouj doengz, boux ok hanhheu mbaeu haenx ninz le dan youq gyaeuj、 aenhoz roxnaeuz lajeiq ok hanh; boux cungdoh haenx giemmiz baihlaeng caeuq angjfwngz、 angjdin daengj giz ok hanh; boux haenqnaek haenx daengx ndang ok hanh, engqlij deng buh dumz dem. Ok hanhheu cawz boux baenz lauzbingh geizlaeng ndang haw caixvaih, hix ndaej raen boux baenz gezhwzsing geizcaeux dengdoeg ndaw bwt caengz okyienh mbawdoz bakaek X sienq ndaej raen binghcauq.

Baenzlawz Fatyienh Boux Baenz Lauzbingh

Baenzlawz fatyienh lauzbingh, baudaengz song aen fuengmienh, it dwg yungh gijmaz fuengsik youq vunzlai ndawbiengz ra boux baenz lauzbingh, hix couhdwg gij fuengsik vunzbingh fatyienh; ngeih dwg yungh gijmaz gisuz cosih, daeuj guh gij hong fatyienh bouxbingh.

1. Gij Fuengsik Fatyienh Bouxbingh

Cujyau miz song cungj fuengsik fatyienh bouxbingh, aen ndeu dwg cawjdoengh fatyienh, lingh aen dwg beidung fatyienh.

（1）Cawjdoengh fatyienh: Neix dwg ceij boux guh hong ywbingh yungh gak cungj fuengsik, cawjdoengh bae fatyienh boux baenz lauzbingh. Baudaengz hawj doengh aen danhvei donzdij roxnaeuz gyoengqvunz moux dieg guh cizdij genjcaz, caeuqlienz sien gvidingh geij hangh binghyiengh ngeiz dwg lauzbingh, caiq youq moux gizdieg vunzlai genjaeu boux hab binghyiengh guh genjcaz, bingzciengz heuhguh "diucaz rizsienq", dingzlai dwg yungh ganciep ingjsiengq; roxnaeuz sien guh bakaek X sienq daeuqyawj, boux bakaek miz raemhngaeuz mbouj cingqciengz haenx caiq ingj aek. Hix miz dan guh caz myaiz, ra miz mbouj miz gij binggin dingj sonhgin daeuj fatyienh lauzbingh. Riengz yizcingz lauzbingh doekdaemq, cungj fuengsik cawjdoengh fatyienh neix yungh cienz lai, souhaeuj noix, gak dieg dingzlai gaenq vut bae cungj fuengsik neix lo. Hoeng aenvih gidij cingzgvang mbouj doengz, lij baujlouz le doiq mbangj di doiqsiengq guh genjcaz, lumjbaenz boux ciepcuk bouxbingh baizok binggin、gyoengqvunz yungzheih fatbingh、gyoengqvunz cungdenj （lumjbaenz bouxvunz yozyau caeuq youwzyenz guhhong）.

（2）Beidung fatyienh: Hix heuhguh boux miz binghyiengh daeuj yawjbingh fatyienh, dwg gaengawq gij leixyouz lajneix bae doekdingh.

①Youq itdingh gyoengqvunz ndawde guh bujben genjcaz roxnaeuz doiq danhvei guh donzdij genjcaz gij yauqlwd de daemq, boux ngamq baenzbingh caz okdaeuj haenx, hix dingzlai dwg boux baenz lauzbingh mbaeu mbouj baiz sigin haenx. Boux miz binghyiengh haenx, caj mbouj daengz baezlaeng bujcaz roxnaeuz dijgenj, couh gag bae yihliuz danhvei ywbingh lo. Ndigah, loih fuengsik fatyienh neix mbouj ndaej miz gij cozyung mizyauq bae fatyienh caemhcaiq gaemhanh gij goek cienzlah baizok sigin.

②Youq 20 sigij 50 nienzdaih gaxgonq, gezhwz mbouj miz aenfap ywbingh mizyauq. Mwhhaenx boux baenz lauzbingh mbaeu cawjdoengh ra daengz haenx, cijaeu guh itbuen ywbingh couh ndaej yw ndei. Vihneix geizcaeux fatyienh, ndaej sawj bouxbingh mbouj fazcanj baenz binghhnaek, youq gouqdauq sengmingh fuengmienh, ndaej miz itdingh cozyung. Hoeng doengzseiz bouxbingh yienznaeuz aenbwt miz di raemhngaeuz, youh caz mbouj ok sigin ndaw myaiz (aiq mbouj dwg lauzbingh), hix soengq bae bouqyw ywbingh, sai bae mbouj noix cienz caeuq goengrengz. Seizneix nyinhnaeuz, geizcaeux fatyienh boux baenz lauzbingh baizok sigin ceiq miz bizyau.

③Gaengawq diucaz yenzgiu, cwngmingz dingzlai bouxbingh baizok sigin dwg youq mwh miz binghyiengh bae yawjbingh beidung deng fatyienh.

2. Gij Gisuz Cosih Fatyienh Bouxbingh Haenx

Caenhguenj youq ndaw lingjyiz yihyoz, fwnhswj swnghvuzyoz、menjyizyoz、yingjsiengyoz daengj fuengfap genjcaz fazcanj riengjvaiq, hoeng seizneix lij caengz miz saek cungj gisuz moq cingzsug, habyungh youq fatyienh boux baenz gezhwz haenx. Seizneix gij bingzciengz sawjyungh de vanzlij dwg sawqniemh gezsu (doekdingh dwg mbouj dwg lahdawz gezhwz)、bujdungh X sienq daeuq aek (miz gij raemhngaeuz mbouj cingqciengz caiq ingjbenq) roxnaeuz ganciep ingjsiengq caeuq genjcaz sigin ndaw myaiz sam cungj fuengfap (aenbiuj 7-1).

Aenbiuj 7-1 Sam Cungj Fuengfap Fatyienh Boux Baenz Lauzbingh

fuengfap	gezsu sawqniemh	ganciep ingjsiengq	raemxmyaiz	
			duzben	gungganq
cujyau muzdiz	duenhdingh lahdawz gezhwz, haiduj genjcaz baizcawz lwgnyez baenz gezhwz	fatyienh boux baenz gezhwz, cobouh duenqbingh hozdung、mbouj hozdung	fatyienh goeklah	fatyienh goeklah
minjganjsing	sang	sang	itbuen	sang
gij daegbied	itbuen	itbuen	haemq sang	gig sang
dwg mbouj dwg fuengbienh	yungzheih	yungzheih	yungzheih	nanz
ndaej mbouj ndaej ciepsouh	hung	hung	haemq yaez	haemq yaez

ciep aen biuj baihgwnz

fuengfap	gezsu sawqniemh	ganciep ingjsiengq	raemxmyaiz	
			duzben	gungganq
ancienzsingq	ancienz	aiq miz fangsesing sonjhaih	lij ndaej	lij ndaej
cienzyungh	daemq	sang	daemq	sang
gijndei gizyawz	ndaej yungh youq liuzhingz bingyoz diucaz	ndaej guh genjcaz myaiz gaxgonq genjsenj, ndaej louzrom bwh caz	sezbei genjdanh	ndaej guh yw gominj
gij mbouj ndei gizyawz	dan yungh youq gyoengqvunz caengz ceipndaem gajgaimyauz	yizgi sezbei bengz, gezgoj duenqdingh miz cengca	soucomz biubonj nanz, boux mbouj miz myaiz haenx mbouj yungzheih caz	soucomz biubonj nanz, bingzdingh gezgoj numq

Gij Fuengfap Doekdingh Lauzbingh

Mbangj di bingh yienzaen mbouj doengz haenx, ndaej miz gij linzcangz biujyienh doxlumj de. Danghnaeuz fatyienh gij raemhngaeuz aenbwt mbouj doengz bingzciengz, baenzlawz haengjdingh dwg mbouj dwg lauzbingh ne? Neix dwg neiyungz feigezhwz cinjdonyoz yaek yaenglwnh haenx. Itbuen daeuj gangj, gij fuengfap yawhduenh baudaengz gij bingsij caeuq dijgenj ciengzsaeq, X sienq bakaek genjcaz gak cungj daegdiemj raemhngaeuz aenbwt mbouj cingqciengz haenx bae faensik, myaiz siginyoz genjcaz, sawqniemh gezsu, caeuq youq mwh miz bizyau de guh genjcaz gizyawz bangbouj, yawhbienh dabdaengz cinjdeng bae caz cingcuj dwg mbouj dwg lauzbingh. Swhyienz, ndaw myaiz caz ok gezhwz ganjgin dwg gij baengzgawq yawjbingh ceiq saenq ndaej gvaq. Aenvih lij miz haujlai yungh aenfap cangzgveih bae caz myaiz, gin'yinh lauzbingh ra mbouj raen bingyenzdij haenx, beijlumj ndaw boux baenz lauzbingh guek raeuz mboengqneix binghgezgwz liuzhingz bingyoz caeuyiengh diuzcaz caz ok haenx, daih'iek 3/4 dwg myaiz duzbenq dingj sonhgin yaemsingq. Gak guek hix miz mbouj doengz beijlaeh boux baenz lauzbingh gin'yinh, vihneix, gaemdawz linzcangz、siginyoz、yingjsiengyoz (cujyau dwg X sienq genjcaz) daengj gak cungj swhliu, guh cunghab faensik, dwg aen fuengfap cingqdeng bae faenbied cingcuj lauzbingh dwg caen roxnaeuz gyaj. Cijmiz youq haengjdingh dwg baenz lauzbingh, caemhcaiq mingzbeg doekdingh gij binghcingz naek mbaeu (beijlumj daj sigin ndaw myaiz bae yawj, binghcingz yiemzcungh cingzdoh ciuq gonqlaeng dwg duzyangz、duzyinh、duzyangz、 duzyinh、duzyangz) gvaqlaeng, cij ndaej guh gij fueng'anq ywbingh ceiq ndei haenx, dabdaengz aen muzdiz ciuq binghcingz bae yw、roengz yw bingh cawz. Lajneix dwg gak loih fuengfap caz lauzbingh.

1. Bingsij Caeuq Ndangdaej Genjcaz

Cawz vunzbingh cawjdoengh lwnhgangj caixvaih, lij aeu daezsingj bae cam bingh, dabdaengz gaemdawz cazbingh mizgven swhliu noix mbouj ndaej、gij cujyau yienzaen fatbingh、aiq dwg gij roenloh lahdawz, doiq hableix bae ceiqdingh giva ywbingh miz bangcoh. Bingsij baudaengz gij bingsij seizneix、gij bingsij doenghbaez、gij lizsij ciepndaem gajgaimyauz caeuq gij lizsij gezsu fanjying、gij lizsij swnghhoz、gij lizsij fuengzcug daengj. Ndaw bingsij gangj daengz gij binghyiengh gwnzneix gangj haenx cungj ndeu roxnaeuz geij cungj caeuq miz moux cungj cingzgvang lajneix, daezsingj goj baenz lauzbingh aiq haemq hung.

（1）Miz gij lizsij caeuq boux baenz lauzbingh, daegbied dwg boux baenz lauzbingh baizgin ciepcuk maedcaed haenx.

（2）Gaenq baenz muegaek fatyienz yienzaen mbouj cingcuj haenx.

（3）Miz gij lizsij doenghbaez baenz binghgezhwz gizwnq, lumjbaenz gwnz hoz linzbah gezhwz、gezhwzsing conghhaex louzgvanj.

（4）Miz moux cungj yienhsiengq bendai fanjying demsang, lumjbaenz raizhoengz gietciet、gezmozyenz hwnjcimj daengj.

（5）Gaenh geij bi daeuj, gaenq haemq ciengzgeiz wngqyungh sinsangsen gizsu roxnaeuz gij yw menjyiz naenxhaed gizyawz caeuq fangse ywbingh.

（6）Baenz moux cungj bingh yungzheih gyoebfat lauzbingh, beijlumj binghnyouhdangz、bwt giet faenx、bingh menjyiz mbouj caezcienz (daegbied dwg bingh'aiswh) daengj.

（7）Boux gezhwz ganjgin caeuq vunzloih menjyiz mbouj caezcienz binghdoeg song caengz lahdawz.

（8）Miz gij bingsij lauzbingh gaeuq hoeng caengz ciepsouh valiuz，roxnaeuz lauzbingh ginggvaq ywbingh mbouj cwnggveih cix duenqdingh baenz "yw ndei".

Daengx ndang genjcaz seiz，hix aeu louzsim giz yungzheih baenz rog bwt gezhwz，lumj aenhoz linzbahgez、hohndok daengj. Lwgnyez baenz gezhwz wnggai cazniemh rizdajcim gajgaimyauz ciepndaem canzlouz haenx. Mbangj giz daegcwng lauzbingh aenvih gij singqcaet caeuq cingzdoh binghgeiz caeux laeng、binghcingz mbaeu naek、cujciz aenbwt sonjhaih mbouj doxdoengz，cix miz di mbouj doengz. Lauzbingh geizcaeux bingh mbaeu，ciengzciengz mbouj miz daegcwng，ndigah mbouj wnggai aenvih roq、dingq aenbwt mbouj miz gijmaz mbouj cingqciengz cix baizcawz lauzbingh.

2. Sawqniemh Gezhwz Ginsu

Gezhwz ginsu（bingzciengz genjdanh heuhguh "gezsu"）dwg gij cwngzfwn daegbied gezhwz ganjgin. Gij doxgaiq gaeuq gaenq heuhguh "gezsu gaeuq"（OT）ciengzgeiz gvangqlangh wngqyungh haenx，dwg dawz gij raemx gungganq gezhwz ganjgin daih gvaq raemx ginggvaq gya'ndat noengzsuk guhbaenz，gij cwngzfwn de fukcab. Doxgaiq moq dwg gij danbwzciz daj gezsu gaeuq ndawde daezaeu yinxhwnj daegbied fanjying haenx，an coh guh "gij doxgaiq cingh danbwz yenjvavuz"（PPD）. Seizneix dingzlai gaenq yungh PPD guh naengnoh sawqniemh.

Gezsu sawqniemh mboujdan ndaej buenqdingh dwg mbouj dwg gaenq deng gezhwz ganjgin lahdawz gvaq，youq mwh cazbingh caeuq gamqbied lauzbingh hix miz itdingh gyaciz，daegbied dwg doiq cazbingh lwg iq caeuq lwgnyez caengz ciepndaem gajgaimyauz haenx miz eiqngeih haemq daih.

（1）Gij fuengfap bizsi：Cezsu sawqniemh miz sam cungj fuengfap，couhdwg aenfap gwnznaeng（aenfap gauyouz daengj）、aen fap camx naeng（aenfap gwnz naeng vehcamx、aenfap lai congh camx naeng daengj）caeuq aenfap dajcim haeuj ndaw naeng bae. Itbuen nyinhnaeuz，gij yunghliengh caeuq guhfap ndaw naeng dajcim yungzheih baenz byauhcunj，gezgoj cinjdeng，dwg gij fuengfap dangqnaj dauqcawq sawjyungh，daegbied genjdanh gaisau youq lajneix.

Boux baez daih'it sawq de, senj diuz gen baihswix duenh baihnaj mbiengj goz duenh cungqgyang giz naengnoh mbouj miz riz. Baez daihngeih wnggai youq liz giz baez daih'it duenhgwnz 3~4 lizmij, roxnaeuz youq diuz gen baihgvaz duenhnaj mbiengj goz haenx. Mbangj giz siudoeg sat le, aeu dajcim cienyungh (ciengeiz mbouj ndaej guh gij dajcim wnq), menhmenh dawz *PPD* 0. 1 hauzswngh daj haeuj ndaw naeng bae, guhbaenz aenbop luenz 6 ~ 8 hauzmij. Gij yunghliengh yw ciengzyungh 0. 1 hauzswngh, baihndaw hamz miz gezsu 5 aen danhvei.

(2) Cazniemh fanjying: Itbuen dajcim ndaej 48 ~ 96 aen cungdaeuz gvaqlaeng mbangj giz fanjying gvaengz hoengz caeuq gengndongj dabdaengz ceiq sang, baezlaeng cugciemh siudoiq. Gezsu fanjying dwg lai cungj linzbah yinhswj caeuq mizgven sibauh cozyung cauxbaenz, gvaengzhoengz caeuq gengndongj ciengzseiz doengzseiz mizok. Dajcim gvaqlaeng 72 aen cungdaeuz caekrau gengndongj, baenzneix daeuj cazniemh fanjying gezgoj.

Boux baenz lauzbingh hozdungsing haenx daih dingzlai miz yangzsing gezsu fanjying, hoeng hix ndaej okyienh yaemsingq gyaj. Cawzbae gij caetliengh gezsu caeuq gij yienzaen cauhcoz gisuz caixvaih, yaemsingq gyaj raen youq gij cingzgvang lajneix: ①Baenz lauzbingh naek, lumjbaenz lauzbingh lilizsing; ②Lauzbingh gyoebfat baezdoeg yakrwix roxnaeuz binghlah gipsingq; ③Mingzyienj menjyiz mbouj caezcienz, daegbied dwg bingh'aiswh、vunzhung menjyiz mbouj caezcienz lahdawz binghdoeg; ④Ciengzgeiz wngqyungh yw dingjbingh naenxhaed, lumjbaenz sinsangsen bizciz gizsu daengj; ⑤Gij goengnaengz menjyiz bouxlaux swhyienz siugemj; ⑥Yingzyangj mbouj gaeuq gig yiemzcungh.

3. *X* Sienq Genjcaz Bakaek

(1) Gij cozyung *X* sienq genjcaz: *X* sienq genjcaz youq caz lauzbingh fuengmienh gij cozyung de miz 3 aen: ①Fatyienh gij raemhngaeuz aenbwt mbouj cingqciengz; ②*X* sienq yingjsiengq lauzbingh miz itdingh daegdiemj, sijsaeq faensik gizdieg、hingzyiengh、aen gvaengxlaengx faenbouh yingjsiengq, buenxriengz soj raen, giethab bingsij、myaiz siginyoz caeuq gizyawz genjcaz guh cunghab buenqduenh, daihdaej ndaej guh'ok duenqbingh cingqdeng; ③*X* sienq genjcaz youq caz gij binghcingz lauzbingh naek mbaeu、linzcangz faenloih fuengmienh youqgaenj dangqmaz, hix dwg

gij baengzgawq gietdingh yw bingh giva nem duenhdingh gij yaugoj ywbingh (ywbingh gvaqlaeng guh X sienq fukcaz) haenx ndawde aen ndeu.

Hoeng X sienq genjcaz miz itdingh hanhhaed. Cujyau dwg gij yienzaen baenz bingh mbouj doengz ndaej okyienh gij yingjsiengq X sienq doxlumj; binghleix cujcizyoz binghbienq yingjyangj baenz siengq, lumjbaenz gaivacau 2 hauzmij ndaej yienj yingjsiengq, hoeng yenzsing binghbienq ciengzseiz aeu 3~5 hauzmij doxhwnj cij ndaej youq gwnz mbawdoz bakaek yienh okdaeuj, gij binghbienq 3 hauzmij doxroengz dandog mbouj ndaej gapbaenz ngumhngaeuz, lumjbaenz gij ngaeuz diemj raiz lilizgezhwz hix dwg geij aen binghbienq gyoebhab yingjsiengq. Mbawdoz bakaek bingzciengz ndeu, nanz ndaej cingqdeng duenqdingh gij buvei gaijboujyoz, hingzdai caeuq fanveiz binghbienq, ciengzseiz aeu guh song aen fuengyiengq (lumjbaenz mbiengjcingq, mbiengjhenz) yingjben roxnaeuz gya gatcaengz.

(2) Gij cungjloih sienq X genjcaz: X sienq bakaek genjcaz miz 3 cungj fuengfap, couhdwg cigsoh ingjsiengq, ganciep ingjsiengq caeuq daeuqyawj. ①Daeuqyawj bakaek: Ciengzseiz yungh daeuj fatyienh raenggenj genjcaz lauzbingh, hoeng aenvih de mbouj ndaej louz geiqloeg gunghawj cizdij yaenglwnh faensik, binghbienq iq nanz ndaej fatyienh, ndigah daihdaej gaenq mbouj dawz daeuj guh gij soujduenh doekdingh caz lauzbingh. Hoeng daeuqyawj ndaej cazyawj binghbienq giz dieg cujdij caeuq simdaeuz, gij cingzgvang yindung hwngzgwz, ndaej boujdauq mbawdoz bakaek baihnaj mbouj cuk haenx; ②Ganciep ingjsiengq: Cujyau yungh daeuj guh donzdij genjcaz, daeuj fatyienh lauzbingh. Doiq fatyienh binghbienq iq, doekdingh gij singqcaet binghbienq daengj lingzminj cingzdoh caeuq cingcinj cingzdoh mboujyawx cigciep ingjsiengq, gij gyauhben 100 hauzmij haenx mizseiz hix yungh daeuj caz lauzbingh caeuq bienqdoengh cazyawj; ③Cigciep ingjsiengq: Dwg 3 cungj X sienq genjcaz ndawde, giemmiz gij fuengfap ingjsiengq ceiq cinjdeng caeuq ndaej louzce song cungj gijndei. De baudaengz song cungj fuengfap: Cungj ndeu dwg dandan ingjsiengq, ndaej ciuq aeuyungh genjyungh gij yingjsieng ndang'vi mbouj doengz haenx, couhdwg aen vih baihnajlaeng roxnaeuz aen vih baihlaengnaj, aen vih baihhenz, aen vih nyengq, gyaeujbwt, aen vih ngyengq ninz daengj; lingh cungj ingjsiengq daegbied haenx, miz gatcaengz ingjsiengq, geiq bohdon ingjsiengq, gauhyaz

ingjsiengq、 cauhyingj genjcaz (lumjbaenz cihgi'gvanj guenq haeuj ywcauhyingz le ingjsiengq) caeuq denswj gisongih saujmyauz gatcaengz ingjsiengq (CT) daengj. Caz lauzbingh seiz, yenzcwz daeuj gangj yungh aen vih baihnajlaeng caeuq aen vih baihhenz song mbaw ingjsiengq bakaek, daihdaej ndaej mingzbeg gizdieg gaijboujyoz、 giz gvaengxlaengx caeuq hingzyiengh binghbienq. Gaengawq cingzgvang, caiq gya gizyawz ingjsiengq, danghnaeuz gwnz aek ngeiz miz hoengqbyouq gya X sienq gatcaengz, lai baez ae ok lwed wnggai caz boux cihgi'gvanj binghbienq haenx guh cihgi'gvanj cauhyingj genjcaz. Bingzciengz cingzgvang baihlaj, gij gezgoj bujdungh X sienq genjcaz ndaej daengz haenx, cukgaeuq vih buenqdingh lauzbingh daezhawj gij saenqsik habhoz. Dan youq mwh caen miz bizyau sijsaeq yawjduenh, cij aeu guh CT genjcaz gyagwz gig bengz haenx.

Mwh X sienq miz raemhngaeuz mbouj cingqciengz cix yaek buenqdingh baenz lauzbingh seiz, itdingh aeu guh myaiz dingj sonhgin genjcaz 3 baez, boux miz diuzgen haenx wngdang gungganq myaiz gezhwz ganjgin.

4. Myaiz Siginyoz Genjcaz

Ndaw myaiz ra gij bingyenzdij lauzbingh, hix couhdwg gezhwz ganjgin, dwg gij fuengfap cinjdeng cazok lauzbingh ceiq saenq ndaej gvaq haenx.

(1) Duzben genjcaz: Aen fap neix ceiq ciengz yungh, genjbienh youh mbouj bengz. Caemhcaiq boux baenz lauzbingh duzben yangzsing haenx dwg gij goekbinghlah youqgaenj, ndigah bietdingh aeu gibseiz hableix bae ywbingh.

Duzben seiz, genjaeu gij bouhfaenh ndaw myaiz yienh'ok gietndongj、 baenz nong roxnaeuz niugwd haenx, youq gwnz bohben guhbaenz duzben mbang, ginggvaq baenz roix cauhcoz maenhdingh、 nyumx saek daengj, yienzhaeuh youq laj yenjveizging guh genjcaz. Aenvih gezhwz ganjgin miz gij daegsingq dingj soemj, youq laj gingq fatyienh gij ganjgin saekhoengz ndaw beiging saeklamz, couhdwg duzben yangzsing. Lij miz cungj fuengfap yingzgvangh nyumx saek ndeu, yungh cungj raemx nyumx saek ndeu dingjlawh gij yw'nyumx aenfap baihgwnz. Nyumx saek le yungh yingzgvangh yenjveizging genjcaz, danghnaeuz fatyienh gij ganjgin fatok yingzgvangh, cix dwg yangzsing, cwngmingz ndaw myaiz hamz miz gezhwz ganjgin.

（2）Aenfap comz sigin genjcaz：Dawz raemxmyaiz ginggvaq lizsim riengjvaiq le，aeu gij nyaqcaem guh duzben genjcaz，gezhwz ganjgin genjok beijlwd sang gvaq gij fuengfap duzben bujdungh bingzciengz.

（3）Aenfap gungganq genjcaz：Raemxmyaiz ginggvaq cawqleix le，ciepndaem youq gwnz giekgungganq daegbied，3～4 aen singhgiz le maj ok ginloz dwg gungganq yangzsing，lumjbaenz mbouj miz sigin sengmaj，cazyawj daengz 8 aen singhgiz，vanzlij mbouj miz ginloz，gij gezgoj de dwg yaemsingq.

（4）Gamqdingh yiengh sigin：Faennga ganjgin baudaengz gyoengq gezhwz ganjgin caeuq mbouj dwg gezhwz ganjgin，couhdwg faennga ganjgin mbouj denjhingz. Youq doengh aen guekgya faennga ganjgin mbouj dwg denjhingz liuzhingz haemq gvangq haenx，wnggai gamqdingh yiengh sigin，daj neix bae faenbied song loih ginginz neix. Gij ganjgin faennga mbouj dwg denjhingz guek raeuz haemq noix，gamqdingh yiengh sigin yawj gij diuzgen caeuq aeuyungh gak dieg bae guh，baenzneix bae faenbied song loih ginginz. Gyoengq gezhwz ganjgin miz gezhwzganjgin yienghvunz、gezhwz ganjgin yienghvaiz、Feihcouh faennga ganjgin caeuq gij nounaz faennga ganjgin mbouj yinxhwnj bingh haenx.

（5）Doenghduz ciepndaem：Yungh gak cungj fuengfap vanzlij mbouj ndaej doekdingh cazbingh youh gig ngeizvaeg dwg lauzbingh seiz，cij naemj yungh aen fap neix. Ciengz yungh duznou ndangcangq gezsu yaemsingq. Dawz raemxmyaiz bouxbingh ciepndaem daengz duznou 6 aen singhgiz doxhwnj，fukcaz duznou sawqniemh gezsu. Caj gezsu cienjbaenz yangzsing gvaqlaeng 2 aen singhgiz buqcek duznou，cazyawj gij binghbienq daepdungx caemhcaiq gungganq sigin.

（6）Gisuz moq：Youq gezhwz siginyoz duenqbingh fuengmienh，yienznaeuz gaenh geij bi neix gisuz moq miz fazcanj gig daih，hoeng seizneix lij caengz miz saek cungj fuengfap moq ndaej dauqcawq doigvangq wngqyungh. Loih gisuz moq neix yaekaeu yizgi sezbei cingmaed caeuq gij yw gig bengz haenx. ①Diuz lienh cihozmeiz fanjying：Dwg fwnhswj swng-hvuzyoz gisuz moq ndawde wngqyungh haemq gvangq haenx. Aen fap neix miz gij daegdiemj riengjvaiq、lingzsingj daengj，hoeng gij vwndiz yangzsing gyaj caeuq yaemsingq gyaj lij caj bae gaijgez，gaenhgeiz lij nanz dangguh gij fuengfap cangzgveih cazbingh. ②Gihyinh damqcim： Aenfap gihyinh damqcim gezhwz ganjgin cigsoh genj ok，lingzminj cingzdoh sang daengz 5 aen sigin，ngoenz ndeu ndaej ok gezgoj. Hoeng sai ngaenz lai，lij nanz cangzgveih wngqyungh. ③Aenfap *BACTEC*： Doenggvaq aen hidungj swdung genjcwz yizgi，caekdingh gij doxgaiq ganjgin faennga dingjlawh haenx cix bae guh gungganq ganjgin faennga、sawqniemh yw gominj caeuq gamqbied gyoengq gezhwz ganjgin nem ganjgin faennga mbouj dwg denjhingz. Gij ndei de dwg ok gezgoj vaiq，beij gij seizgan baugau aen fuengfap cangzgveih haenx sukdinj haujlai，hoeng miz gij mbouj ndei lumj uqlah beijlwd sang、gyaqcienz bengz daengj. ④Aenfap raemx gauhyaz siengswzbuj： Doenggvaq faensik gij dozyiengh faennga ginsonh，ndaej gamqdingh gezhwz ganjgin. ⑤Aenfap raemxheiq siengswzbuj： Youz caekdingh gezgwz cihsonh geng cix ndaej genjcwz gezhwz ganjgin. Hoeng ndaw myaiz boux baenz lauzbingh，saekseiz miz gij veizswnghvuz wnq ndaej mizok cihsonh geng，couh cauxbaenz yangzsing gyaj.

5. Gij Byauhcunj Faenloih Lauzbingh

Gij byauhcunj faenloih lauzbingh guek raeuz saedhengz haenx （WS196— 2017），doedok le doiq gezhwz faennga ganjgin genjcaz caeuq gij lizsij valiuz guh gangjlwnh，siubae ciuq hozdung cingzdoh caeuq cienj gvi faengeiz guh faenloih，sawj gij fuengfap faenloih engq hab gij gainen gaemhanh lauzbingh yienhdaih caeuq lai saedyungh.

（1）Gij Faenloih Lauzbingh：

Lauzbingh ndaej faen baenz 6 loih： ①Yiengh lauzbingh yienzfat；②Yiengh lauzbingh lwed sanqboq；③Yiengh lauzbingh ciepfat；④Gezhwzsing muegaek fatyienz；⑤Gizyawz rog bwt gezhwz；⑥Ginyinh lauzbingh. Ndawde，yiengh lauzbingh ciepfat youh ndaej faen baenz yiengh lauzbingh cimqnyinh、yiengh lauzbingh hoengqbyouq、gezhwzgiuz、yiengh lauzbingh gietndongj、yiengh lauzbingh senhveiz hoengqbyouq daengj.

（2）Gij geiqloeg genjcaz sigin ndaw myaiz： Aeu duz （＋）、duz （－）、gung （＋）、gung （－）byaujsi，dang bouxbingh mbouj miz myaiz roxnaeuz mbouj caz myaiz seiz，cix sij mingzbeg "mbouj miz myaiz" roxnaeuz "mbouj caz".

（3）Geiqloeg gij cingzgvang ywbingh：

①Codaeuz ywbingh. Miz gij cingzgvang lajneix yiengh ndeu couh heuhguh codaeuz ywbingh: It dwg bouxbingh lij caengz hainduj yw dingj gezhwz; ngeih dwg bouxbingh cingq yungh aen fueng'anq valiuz byauhcunj hoeng caengz rim liuzcwngz haenx; sam dwg bouxbingh guh valiuz mbouj gveihcwz caengz rim ndwen ndeu.

②Dauqcungz yw. Miz gij cingzgvang lajneix ndawde yiengh ndeu couh dwg dauqcungz yw: It dwg bouxbingh codaeuz yw saetbaih haenx; ngeih dwg bouxbingh gveihcwz yungh yw rim ndwen ndeu myaiz youh fukyangz haenx; sam dwg bouxbingh mbouj gveihcwz valiuz mauhgvaq ndwen ndeu; seiq dwg bouxbingh baizok sigin menhsingq haenx.

Gij fuengsik geiqloeg lauzbingh: Ciuq gezgou bingh faenloih、 giz binghbienq、 gvaengxlaengx、 sigin ndaw myaiz、 gij lizsij valiuz ciuq bouhloh daeuj sij.

Vayoz Yw Lauzbingh

Vunzloih caeuq lauzbingh guh doucwngh, gaenq miz aen nienzdaih laepsaengsaeng 10 boux baenz lauzbingh 9 boux dai. Gaenriengz gohyoz fazcanj, gij cosih mizyauq doiqdingj lauzbingh hix youq mwh fazcanj mboujduenh cauhmoq caeuq cugbouh daezsang. Daihdaej daeuj gangj, yw lauzbingh ndaej gyoebgyonj baenz 3 aen seizgeiz. ①Seiz ywciengx: Daj 19 sigij 80 nienzdaih daengz 20 sigij 30 nienzdaih daihgaiq youq ndaw buenq aen sigij, hoengheiq、 nditrongh、 yingzyangj caeuq ninz youq gwnz mbonq yietnaiq, dwg gij soujduenh youqgaenj ywbingh, ywyauq daih'iek dwg 25%. ②Aen seizgeiz yungh cungj fuengfap ywciengx gya apsuk daeuj yw: Youq 20 sigij 30 nienzdaih daengz 50 nienzdaih, yungh gij fuengfap ywciengx guh gij soujsuz gya vunzgoeng heiqaek、 vunzgoeng heiqdungx caeuq vaigoh apsuk (lumjbaenz gij soujsuz bakaek baenz yiengh) daengj, mizyauq beijlwd daezsang daengz 40% baedauq. ③Aen seizgeiz valiuz: 20 sigij 50 nienzdaih hwnj, daj yiyenhcingj yauqlwd sang、 doeg daemq youh bienzngeiz gvangqlangh wngqyungh hainduj, riengz gij yw dingj gezhwz moq laebdaeb okseiq, gij fuengfap valiuz mboujduenh gaijndei caeuq fazcanj, hableix bae wngqyungh valiuz, ndaej sawj gij beijlwd yw lauzbingh ngamq ciepgaenh 100%. Gij soujsuz vaigoh ndaej hab'wngq haenx gemjnoix mingzyienj.

Seizneix, valiuz gaenq mbouj dandan dangguh cungj fuengfap ywbingh, caemhcaiq dwg yiengh vujgi daih'it gaemhaeh lauzbingh riuzhengz daengx seiqgyaiq caez nyinh.

1. Aenfap Vayoz Yw Lauzbingh

Ciuq lauzbingh naek mbaeu, hableix bae lienzhab wngqyungh gij valiuz fueng'anq geij cungj yw dingj gezhwz doxgyoeb, seizneix gaenq ndaej sawj bouxbingh baizgin ngamq fatyienh haenx, youq ywbingh gvaqlaeng 2 aen singhgiz daihdaej siubae, gij soqliengh sigin ndaw myaiz doekdaemq daengz mwh caengz hainduj valiuz 1 % baedauq.

（1）Gij yw dingj gezhwz doengyungh. Seizneix gij yw dingj gezhwz doengyungh miz 12 cungj: Yiyenhcingj (*INH*)、lifuzbingz (*RFP*)、bijcinzsenh'anh (*PZA*)、lenmeizsuz (*SM*)、yizanhdinghcunz (*EMB*)、duianhsuij yangzsonhnaz (*PAS*)、anhliuzniu (*TB₁*)、yiz (bingj) liuzyiyenh'anh (*TH*)、gajnazmeizsu (*KM*)、genjsihmeizsu (*CPM*)、swjmeizsu (*VM*)、vanzswhanhsonh (*CS*). Guek raeuz dawz 6 cungj yw baihnaj gwnzneix gangj daengz haenx dingh guh gij yw gihbwnj dingj gezhwz, Sigai Veiswngh Cujciz dawz 5 cungj baihnaj gya anhliuzniu danghguh gij yw gihbwnj. Gaengawq gij yenzgiu gezgoj guek raeuz, anhliuzniu ndaej fatseng gij doeg fufanjying youqgaenj, gwnz gozci hix baudauj Vazyinz gwn anhliuzniu le fufanjying haenqnaek. Hoeng cungj yw neix gyaq cienh, vunz Feihcouh gwn le fufanjying gig noix. Ndigah daj aen gokdoh daengx seiqgyaiq bae ngeixnaemj, Sigai Veiswngh Cujciz dawz de gvi haeuj gij yw gihbwnj dingj gezhwz dwg hableix bw. Sojgangj gij yw gihbwnj couhdwg gij yw itsienq bingzciengz gangj haenx. Doiq boux baenz lauzbingh ngamq fatyienh haenx, wngdang senj gij yw gihbwnj ndawde moux geij cungj, gapbaenz valiuz fueng'anq. Gij yw gizyawz dwg gij yw bwhlaeng, hix heuhguh "yw ngeih sienq". Danghnaeuz bouxbingh doiq gij yw it sienq miz moux cungj roxnaeuz geij cungj fufanjying gig naek, roxnaeuz okyienh naihyw seiz, couh ndaej genj yungh gij yw ngeih sienq.

（2）Gij fueng'anq valiuz. Gij fueng'anq valiuz baudaengz song aen neiyungz: It dwg geij cungj yw lawz lienzhab wngqyungh; ngeih dwg gij seizgan yungh yw, couhdwg liuzcwngz. Youq 20 sigij 70 nienzdaih gaxgonq, lauzbingh yungh valiuz byauhcunj seizgan raez, lumjbaenz 3 ndwen baihnaj

moix ngoenz aeu lenmeizsu、 yiyenhcingj caeuq duianhsuij yangzsonhnaz
（roxnaeuz anhliuzniu） hab yungh, gvaqlaeng gaij baenz moix ngoenz
yiyenhcingj gya duianhsuij yangzsonhnaz （roxnaeuz anhliuzniu） 15～21
ndwen, cungj liuzcwngz ndaej dabdaengz 1.5～2 bi. Mwh 3 cungj yw
lienzhab yungh heuhguh "aen seizgeiz giengzvaq", gaij baenz song cungj yw
seiz heuhguh "aen seizgeiz gyamaenh" roxnaeuz "aen seizgeiz lienzdaemh".
Hix miz geiz gyamaenh gaijbaenz moix aen singhgiz 2～3 baez yungh yw,
hoeng yunghliengh aeu gyadaih. Yungh cungj fueng'anq neix heuhguh
"byauhcunj valiuz". Hoeng bouxbingh ciengzseiz mbouj yungzheih ciengzgeiz
genhciz yungh yw. Bouxbingh caengz guh sat gvidingh liuzcwngz cix
daezgonq dingz yw haenx, ciengzseiz mbouj ndaej yw ndei.

　　Bi 1972, baudauj gij siusik vuenheij lauzbingh sukdinj liuzcwngz daengz
9 ndwen caemhcaiq ywyauq habhoz le, ndaw guek rog guek doiq aen
fueng'anq baenzlawz boiqhab yungh yw, caeuq caiq gemjnoix gij ndwensoq
yungh yw, guh le daihliengh linzcangz doiqciuq yenzgiu miz gij daegdiemj
yawj baenaj. Seizneix doiq lauzbingh duzben yangzsing ngamq fatbingh gaenq
cauxbaenz aen fueng'anq 6 ndwen goengnyinh. Itbuen cawjcieng geiz
giengzvaq 2 ndwen, moix ngoenz yungh yiyenhcingj、 lifuzbingz、
bijcinzsenh'anh （youq doengh aen guekgya roxnaeuz gizdieg yienzfat naihyw
sang haenx, wnggai caiq gya lenmeizsu roxnaeuz yizanhdinghcunz gungh 4
cungj yw lienzhab yungh）. Riengzlaeng geiz gyamaenh 4 ndwen, moix
ngoenz roxnaeuz moix aen singhgiz 2～3 baez yungh yizyenhcingj caeuq
lifuzbingz. Daengx aen gocwngz cij miz 6 ndwen, ndigah heuhguh "geizdinj
valiuz". Swhyienz hix miz gij fueng'anq wnq, lumj daengx aen liuzcwngz gek
ngoenz roxnaeuz moix aen singhgiz yungh yw 3 baez daengj. Geizdinj valiuz
miz gij cujyau gij ndei lajneix: ①Mwh rim liuzcwngz, gij beijlwd yw ndei
yied daeuj yied sang, geizgyae fukfat noix; ②Gij suzdu sigin ndaw myaiz
cienj yaem beij liuzcwngz raez valiuz vaiq haujlai, daihdaih gemjnoix gij
seizgei boux ndangcangq lahdawz; ③Yungh yw cungjliengh noix, doeg
fufanjying noix; ④Vunzbingh nyienh ciepsouh, doxgap beijlwd sang;
⑤Cauxbaenz aiq ndaej cungzfuk yw hawj bouxbingh noix; ⑥Geizdinj valiuz
ywbingh fugsaeh mingzyienj noix gvaq ciengzgeiz valiuz. Cungjdaej daeuj
gangj, geizdinj valiuz miz sevei yauqik caeuq ginghci yauqik gig sang.

Vihneix, Sigai Veiswngh Cujciz, haujlai guekgya (baudaengz guek raeuz) cungj cawjcieng doigvangq wngqyungh geizdinj valiuz.

Gij geizdinj valiuz liuzcwngz dan dwg gij byauhcunj valiuz doenghbaez (1.5～2 bi) 1/3～1/4, vihmaz miz gij yaugoj baenzneix ndei ne? Cujyau aenvih gij fueng'anq geizdinj valiuz yungh 4 cungj yw doiq gezhwz ganjgin miz cozyung haenqrem haenx daeuj lienzhab wngqyungh, gyoengqde gak yiengh roxnaeuz lienzhab gaj dai gyoengq gezhwz ganjgin ndaw ndang sengsanj mbouj doxdoengz.

2. Gij Fucozyung Yw Dingj Gezhwz

Gij beijlwd fatseng fucozyung yw dingj gezhwz haemq daemq. Wngqyungh habdangq, yunghliengh habngamj, gig noix fatseng fufanjying yiemzcungh. Boux guh hong ywbingh yungh saekdi cosih daeuj gamcaek mizok fucozyung, lumjbaenz genjcaz gij goengnaengz aendaep roxnaeuz gij goengnaengz aenmak daengj. Bouxbingh hix aeu daihdaej bae liujgaij gij biujyienh fucozyung gak cungj yw dingj gezhwz mizgven de. Danghnaeuz miz gij binghyiengh doxgven, couh sikhaek yiengq canghyw fanjyingj. Aenbiuj 7–2 dwg gij fanjying mbouj ndei 12 cungj yw dingj gezhwz aiq fatseng.

Cungjdaej daeuj gangj, cijaeu canghyw yungh yw habdangq, bouxbingh boiqhab ndaej ndei, saeklaeuq loq miz fucozyung couh guh hableix cawqleix, itbuen cungj ndaej ancienz bae guhbaenz gij liuzcwngz gvidingh haenx. Doiq mbangj fucozyung noix raen haenx, mbouj caiq raemh gangj.

Aenbiuj 7-2   Gij Fucozyung Yw Dingj Gezhwz

linzcangz biujyienh	gij yw doxgven
makdoegsingq: nyouhdanbwz、nyouhgvanjhingz、goengnaengz aenmak sainyieg	SM、KM、VM、CPM
rwzdoegsingq: rwz yiengj, gyaeuj ngunh, dingqlig gemjdoiq, yindung saetdiuz	SM、KM、VM、CPM
daepdoegsingq: mbouj siengj gwn, conjanhmeiz sang, vuengzbiu	TB_1、INH、RFP、PZA、TH
naengbak、naj caeuq (roxnaeuz) genga mazmwnh, genga mbouj miz rengz	SM guhcawj

ciep aen biuj baihgwnz

linzcangz biujyienh	gij yw doxgven
dungxsaej fanjying: aendungx baihgwnz mbouj cwxcaih, dungxfan、rueg daengj	TB_1、PAS、TH、RFP daengj
gvanhcez in	PZA
lwgda sinzgingh sonjhaih: siliz doekdaemq, gij naengzlig faenbied nganxsaek gemjdoiq daengj	EMB
aen hidungj cauhlwed gazngaih: lwedhaw, bwzsibauh caeuq (roxnaeuz) hezsiujbanj gemjnoix	TB_1、RFP、PAS、CS、SM、VM daengj
sinzgingh satbyai sonjhaih: genga mazmwnh, lumj miz duzmoed raih, coegin daengj	INH、EMB、TH
gominj fanjying: bizyenz, fatndat, gominjsing daima	gak cungj yw dingj gezhwz

Cawqgej: Gij mingzcoh yw ndaw saw cungj dwg Sawyinghvwnz genjcwng, ciengzsaeq raen ndaw cwngvwnz gaisau.

3. Geiz Valiuz Guenjleix

Haujlai yenzgiu gezgoj cwngmingz, mizyauq bae guh lauzbingh valiuz, cujyau youz song aen yinhsu gietdingh: It dwg fueng'anq hableix, ngeih dwg gveihcwz yungh yw. Hoeng mwh valiuz bae gyagiengz guenjleix, dwg aen cosih youqgaenj sawj vunzbingh gveihcwz bae yungh yw. Ciuq gak dieg gij saedsaeh cingzgvang aenbiengz、ginghci caeuq yihliuz veiswngh sezsih mbouj doengz, daeuj genjyungh gij fuengsik guenjleix, gig miz bizyau.

（1）Daengx aen gocwngz gamduk cijdauj valiuz: Couhdwg cigsoh cazyawj lajde ywbingh. Bouxbingh moix baez yungh yw, cungj youq canghyw cigciep cazyawj lajde caephengz, neix dwg gij fuengsik guenjleix yaugoj ceiq ndei, wnggai daihlig doihengz.

（2）Gamduk cijdauj valiuz: Lai ceij youq geiz gyamaenh geiz giengzvaq gvaqlaeng bouxbingh gag gwn yw seiz dinghgeiz bae mwnzcinj, caemhcaiq miz canghyw bae ranz cunz.

（3）Daengx aen gocwngz guenjleix valiuz: Giengzvaq guenjleix baihlaj boux vunzbingh gag gwn yw roxnaeuz youz gij vunzranz ginggvaq sonlienh haenx gamduk cijdauj gwn yw, gij cujyau cosih de dwg gyagiengz senhconz gyauyuz bouxbingh caeuq vunzranz de, yawjnaek gangjgej gveihcwz yungh yw miz geijlai youqgaenj; geiz giengzvaq moix 1~2 aen singhgiz caeuq geiz gyamaenh moix 2~4 aen singhgiz bae mwnzcinj boiqyw; moix ndwen bae ranz cunz.

Guek raeuz dwg aen guekgya cingqcaih fazcanj, gij suijbingz yihliuz veiswngh gak dieg mbouj bingzyaenx, engq wnggai giengzdiuh bouxbingh caeuq vunzranz boiqhab ywbingh, sawj canghyw caeuq vunzbingh song fueng gag caenh goengrengz, doengzcaez guhbaenz gveihcwz valiuz.

4. Aenfap Vaigoh Yw Lauzbingh

Gaenriengz dingj gezhwz valiuz fazcanj, gij cozyung vaigoh soujsuz yw lauzbingh cugbouh gemjnoix. Hoeng aenvih gij fueng'anq valiuz yungh daeuj ywbingh mbouj hableix, vunzbingh mbouj boiqhab caeuq ginghci ndawbiengz daengj gak cungj yienzaen, mienx mbouj ndaej okyienh gij binghlaeh valiuz saetbaih. Linghvaih, lij miz mbangj binghgyoeb caeuq lauzbingh mizgven haenx, roxnaeuz gamqbied duenqbingh fuengmienh yaekaeu, vanzlij miz mbangj binghlaeh wnggai guh vaigoh soujsuz. Dangqnaj, boux baenz lauzbingh bungz gij cingzgvang lajneix wngdang guh vaigoh ywbingh:

(1) Ginggvaq aen fueng'anq yw dingj gezhwz baudaengz yiyenhcingj、 lifuzbingz、bijcinzsenh'anh daengj codaeuz ywbingh caeuq cungzfuk yw gveihcwz ywbingh, ciuqyiengh lij baiz sigin.

(2) Gij cizging baezgezhwz hung gvaq 3 lizmij, ginggvaq gveihcwz hableix valiuz cix mbouj miz bienqvaq haenx; roxnaeuz yienghceij lumj baezgezhwz, lai baez caz gezhwz ganjgin ndaw myaiz dwg yaemsingq, mbouj ndaej baizcawz bwt baenz ngaiz.

(3) Gezhwzsing sonjvaih bwt, ginggvaq gveihcwz hableix valiuz lij laebdaeb baiz sigin, roxnaeuz fanfuk ae ok lwed, roxnaeuz miz ciepfat lahdawz.

(4) Boux baenz lauzbingh gyoebfat ae ok lwed, neigoh ywbingh mbouj mizyauq haenx.

(5) Gezhwzsing aek baenz nong, ginggvaq itbuen cawqleix mbouj mizyauq haenx.

(6) Gezhwzsing hozgyawjsaej gaebged roxnaeuz gya'gvangq, buenx fanfoek lahdawz roxnaeuz myaiz miz lwed、ae ok lwed daengj binghyiengh.

（7）Doubwt cunggek linzbahgez gezhwz, ginggvaq gveihcwz hableix valiuz hoeng binghcauq gya'gvangq haenx; roxnaeuz apbik hozgyongx、 hozgyawjsaej cix yinxhwnj diemheiq hojnanz youqgaenj; roxnaeuz mbouj ndaej baizcawz baezfoeg haenx.

（8）Heiqaek gag fat fanfoek fatbingh haenx, ginggvaq cangzgveih cawqleix mbouj mizyauq haenx.

Seizneix miz 10 lai cungj yw dingj gezhwz caeuq gizyawz gangswnghsu yauqlwd sang, ndaej youq guh soujsuz gonqlaeng yungh, gij suijbingz aen aek vaigoh gisuz hix miz haujlai gaijcaenh caeuq daezsang, doengh gij diuzgen neix cungj demgya le vaigoh yw lauzbingh lai ancienz caeuq yw ndei.

Gyoebyawj gwnzneix gangj, yawj ndaej ok lauzbingh gaenq dwg gij bingh yw ndaej ndei, gij youqgaenj de dwg miz saek ngoenz baenz bingh le gaej yawjlawq. Canghyw ceiqdingh gij fuengfap yw bingh ceiq ndei, bouxbingh nyinhcaen boiqhab ywbingh, wngdang ndaej daengz ywyauq habhoz.

Gij Banhfap Yawhfuengz Lauzbingh

Lauzbingh mboujdan miz banhfap yw, caemhcaiq hix miz banhfap fuengz. Aenvih cijmiz lahdawz gezhwz ganjgin, youq mwh rengzdingjbingh ndangdaej doekdaemq, cijndaej fazcanj baenz lauzbingh, ndigah fuengzre lauzbingh, baudaengz yawhfuengz lahdawz caeuq yawhfuengz fatbingh song aen fuengmienh.

1. Yawhfuengz Lahdawz

Fuengzre gezhwz ganjgin ciemqhaeuj ndangdaej boux caengz deng lahdawz haenx, couhdwg yawhfuengz lahdawz, baudaengz gak cungj cosih lajneix.

（1）Caeuxdi fatyienh bouxbingh ngamq baenz caeuq fukfat: Boux ndangcangq lahdawz gezhwz ganjgin, dingzlai dwg aenvih caeuq boux baenz lauzbingh ciepcuk. Cienzlah ceiq ak dwg boux daihliengh baiz sigin、 ae gig haenq haenx. Caeuxdi fatyienh doengh cungj vunzbingh neix, youq mwh hableix yw bingh doengzseiz, son'gyauq vunzbingh ae seiz bietdingh aeu yungh gij banhfap lumj aeu soujbaq goemq bak ndaeng daengj bae fuengzre cienzlah bouxwnq.

（2）Yw bouxbingh cienzlah haenx: Gij gezgoj saedniemh cwngmingz,

bouxbingh baiz sigin caengz ginggvaq ywbingh haenx cienzlah ceiq haenq.
Bouxbingh ginggvaq hableix dingj gezhwz ywbingh le, ae gig vaiq
gemjmbaeu. 2 aen singhgiz le gij baezsoq ae gemjnoix 65%, gij soqliengh
sigin ndaw myaiz gyangq daengz mwh caengz yw haenx 1%. Aenvih ae caeuq
ndaw myaiz hamz sigin soqliengh gig noix, ywbingh hainduj 2 aen singhgiz,
ca mbouj geijlai mbouj miz cienzlah. Vihneix, cwnggveih, hableix bae
ywbingh, ndaej gatgoenq aen hothoh cienzlah gezhwz ganjgin, dwg gij cosih
youqgaenj yawhfuengz lahdawz.

（3） Gekliz: Lanzdangj boux baenz lauzbingh cienzlah caeuq boux
caengz lahdawz haenx ciepcuk, gij fuengfap ceiq saenq ndaej gvaq haenx dwg
gekhai song loih vunz neix. Bouxbingh youq yihyen、ndawranz dandog
youq, cungj dwg gij banhfap ndaej hawj raeuz genjaeu haenx. Naemj daengz
hableix valiuz ndaej riengjvaiq doekdaemq caemhcaiq siucawz cienzlah,
seizneix gaenq mbouj giengzdiuh youq yihyen gekliz. Gaengawq sizci
cingzgvang, lumjbaenz bouxbingh baiz sigin ngamq fatyienh youq ndaw
cizdij suzse youq haenx caemhcaiq miz diuzgen bae yihyen youq haenx, hix
gaenjcij aeu geizdinj haeuj yihyen ywbingh daengz binghyiengh siu bae,
roxnaeuz sigin ndaw myaiz cienjyaem.

Boux baenz lauzbingh baiz sigin menhsingq youq yihyen ciengzgeiz gekliz dwg
miz itdingh hojnanz. Wnggai giengzdiuh vunzbingh gag rox bae fuengzre cienzlah
sigin, beijlumj daihsing gangj vah roxnaeuz ae, raek goujcau roxnaeuz aeu sujbaq
goemq ndaeng, baenzlawz cungj mbouj luenh biqmyaiz daengj.

（4） Fuengzre youq ndaw yihyen lahdawz: Aen gihgou souyw boux
baenz lauzbingh baiz sigin haenx, bietdingh aeu yawjnaek fuengzre youq
ndaw yihyen lahdawz. Gij cosih de miz: Laeb aen ranz cienyungh hawj
bouxbingh baiz sigin; miz gij sezsih doeng rumz vuenh heiq ndei; giz
ciengzdieg guhhong yungzheih deng gezhwz ganjgin uqlah haenx cang daeng
swjvaisen; siudoeg raemxmyaiz caeuq doengh aen dajcaeng; dazyinx
bouxbingh baiz sigin fuengzre cienzlah sigin daengj. Gaenh geij bi daeuj,
gizdieg riuzhengz binghdoeg vunzloih menjyiz giepnoix haenx gaenq okyienh
gij vwndiz youqgaenj, mbouj noix bouxvunz lahdawz cungj binghdoeg neix
caeuq boux baenz bingh'aiswh, youq ndaw yihyen lahdawz cix baenz
lauzbingh. Doengh giz dieg neix engq aeu gyagiengz yawhfuengz youq ndaw

yihyen lahdawz.

2. Yawhfuengz Fatbingh

Gij fuengsik gwndaenj doiq ndangcangq mizik haenx, dwg gij bujben cosih bae yawhfuengz baenzbingh, hix dwg lahdawz gezhwz ganjgin le yawhfuengz fatbingh ndawde aen ndeu. Cawzliux doengh gijneix caixvaih, gij gisuz cosih yawhfuengz fatbingh miz song loih lajneix:

（1）Ciepndaem gajgaimyauz（BCG）: Ciepndaem gajgaimyauz gvaqlaeng gij rengzdingjbingh de, ndaej hanhhaed gvaqlaeng miz gij gezhwz ganjgin miz doeg haenx ciemqhaeuj le youq ndaw ndang sengsanj caeuq raihsanq, daj neix bae fuengzre roxnaeuz gemjnoix baenz lauzbingh. Gaengawq gij cingzgvang lauzbingh riuzhengz bae gietdingh gij doiqsiengq ciepndaem. Itbuen roengzrengz ceng'aeu youq lwgnyez lahdawz gezhwz ganjgin gaxgonq ciepndaem. Gij lwgnding caeuq lwg iq bi ndeu doxroengz, dwg boux ciepndaem doiqsiengq ceiq youqgaenj. Gek duenh seizgan ndeu bae guh gajgaimyauz fukndaem daeuj veizciz gij rengzdingjbingh de, lwgnyez 7 bi （siujyoz it nienzgaep）caeuq 12 bi （cuhcungh it nienzgaep）dwg gij doiqsiengq fukndaem, bouxcoz daj gizdieg gezhwz ganjgin daemq haenx daengz gizdieg lahdawz sang haenx, lumjbaenz bouxcoz haeuj budui roxnaeuz hwnjhag haenx, bouxvunz ngamq daeuj ndaw yihliuz danghvei guhhong aiq lahdawz gezhwz haemq hung, boux guh gezsu bizsi yaemsingq haenx, hix ndaej ciepndaem gajgaimyauz.

（2）Vayoz yawhfuengz: Doiq mbangj boux roxnaeuz vunzlai gaenq lahdawz gezhwz ganjgin cix aiq baenz lauzbingh haenx, hawj gij yw dingjgezhwz daeuj fuengzre fatbingh, heuhguh "vayoz yawhfuengz". Bingzciengz gwn yiyenhcingj 6 ndwen roxnaeuz bi ndeu. Aeu haeujsim yungh yw yinxhwnj daep deng sienghaih. Itbuen nyinhnaeuz, youq doengh aen guekgya fatdad saedhengz vayoz fuengzre, hix miz gij vwndiz yungh cienz lai gvaq yauqik, caeuq boux gwn yw nyienh mbouj nyienh doxgap. Gij guekgya cingq fazcanj haenx, lahdawz gezhwz beijlwd sang, nanz ndaej yungh vayoz yawhfuengz.

Gezhwz ganjgin caeuq bouxvunz menjyiz giepnoix binghdoeg song caengz lahdawz, yungzheih baenz lauzbingh, dwg seizneix saedhengz vayoz yawhfuengz gij doiqsiengq youqgaenj haenx.